U0745496

全国中医药行业高等教育
『十三五』创新教材
【中医专业本科生适用】

回医基础理论

牛 阳——主编

中国中医药出版社
·北京·

图书在版编目（CIP）数据

回医基础理论 / 牛阳主编 . —北京：中国中医药出版社，2018.9
全国中医药行业高等教育"十三五"创新教材
ISBN 978-7-5132-5114-3

Ⅰ . ①回…　Ⅱ . ①牛…　Ⅲ . ①回族—民族医学—高等学校—教材　Ⅳ . ① R291.3

中国版本图书馆 CIP 数据核字（2018）第 161020 号

中国中医药出版社出版

北京市朝阳区北三环东路 28 号易亨大厦 16 层
邮政编码　100013
传真　010-64405750
北京市松源印刷有限公司印刷
各地新华书店经销

开本 787×1092　1/16　印张 13.75　字数　197 千字
2018 年 9 月第 1 版　2018 年 9 月第 1 次印刷
书号　ISBN 978-7-5132-5114-3

定价　52.00 元
网址　www.cptcm.com

社 长 热 线　010-64405720
购 书 热 线　010-89535836
维 权 打 假　010-64405753

微信服务号　zgzyycbs
微商城网址　https://kdt.im/LIdUGr
官 方 微 博　http://e.weibo.com/cptcm
天猫旗舰店网址　https://zgzyycbs.tmall.com

如有印装质量问题请与本社出版部联系（010-64405510）

内容简介

　　《回医基础理论》是宁夏医科大学回医专业必修基础课程，教学中强调对回医基础理论中的基本理论、体液禀赋、脏器、经脉、气力、病因病机、预防与治法的掌握，特别是基本理论中的"真一元气理论""动静理论""七行理论""体液禀赋学说"与中医相关基础理论的联系与区别，旨在使学生全面系统地掌握回医基础理论，为学习回医诊断、回药、方剂及回医临床各科奠定良好基础。

目录
CONTENTS

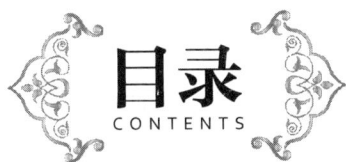

第一章　绪论 / 001

第一节　回族医学理论体系的起源、形成和发展 / 003

一、回医药学的起源——阿拉伯伊斯兰医药学 / 003

二、回医药学的形成——蒙元时期 / 007

三、回医学的发展——明清及民国时代 / 011

四、20世纪80年代以来：回医药学迎来发展的春天 / 015

第二节　回医学的主要内容 / 018

一、真一说 / 018

二、元气说 / 019

三、阴阳说 / 020

四、四元说 / 021

五、三子说 / 022

六、对人体自身的认识 / 023

第三节　回医学的特点 / 026

一、中阿合璧 / 026

二、体液禀赋辨病证 / 029

第四节　回医学对祖国医学的贡献 / 030

一、《回回药方》的贡献 / 030

二、《海药本草》的贡献 / 032

三、《瑞竹堂经验方》的贡献 / 033

四、《饮膳正要》的贡献 / 034

第二章　回医基本理论 / 035

第一节　真一元气理论 / 037

一、真一流溢说 / 037

二、元气说 / 038

第二节　动静理论 / 039

一、动静的含义与事物属性的划分 / 039

二、动与静相互作用 / 040

三、动静理论在回医学中的应用 / 043

第三节　七行理论 / 048

一、四元说 / 048

二、三子说 / 052

三、回医七行与回医五行的关系 / 054

第三章　体液禀赋病证学说 / 059

第一节　四液学说 / 061

一、四液概念 / 061

二、四液的基本功能 / 061

三、四液在人体生理病理中的应用 / 063

第二节　四性学说 / 064

一、四性概念 / 064

二、四性分类 / 064

三、四性在人体生理病理中的应用 / 064

第三节　四气学说 / 066

一、四气概念 / 066

二、四气的基本内容 / 066

三、四气在人体生理病理中的应用 / 070

第四节 体质禀赋学说 / 071

一、体质禀赋概念 / 071

二、体质禀赋分类 / 071

三、体质禀赋在人体生理病理中的应用 / 073

第四章 脏器 / 075

第一节 脏器分类 / 077

一、回医脏象理论概述 / 077

二、回医脏象理论特点 / 078

三、中医藏象学说 / 082

第二节 主脏 / 083

一、脑为主脏 / 083

二、脑的生理功能 / 084

三、脑的病理 / 089

第三节 大脏 / 092

一、心 / 092

二、肝 / 095

三、肺 / 099

四、肾 / 103

五、胃肠 / 107

第四节 小脏 / 111

一、胆 / 111

二、膀胱 / 112

三、胞宫 / 112

四、骨 / 113

第五章　经脉 / 115

第一节　经脉的概念 / 117

第二节　经脉的组成 / 118

一、纵行经脉 / 118

二、横行经脉 / 119

第三节　经脉的循行 / 120

一、纵行经脉的走向 / 120

二、横行经脉的走向 / 129

第四节　经脉的流注 / 129

一、经脉流注顺序 / 129

二、经脉流注特点 / 130

第五节　经脉的濡养与辨证 / 132

一、经脉的濡养 / 132

二、经脉辨证 / 132

第六章　气力 / 135

第一节　生命力 / 137

一、生命力对人体的作用 / 138

二、生命力与人体的健康状态 / 139

三、生命力的调护、滋养与补充 / 141

四、命与形体的关系 / 143

五、命与性智的关系 / 144

第二节　精神力 / 146

一、感觉力 / 146

二、运动力 / 149

第三节　自然力 / 151

一、坚定力 / 151

二、营养力 / 151

三、生长力 / 152

四、性像力 / 152

第七章　病因病机 / 155

第一节　概念与分类 / 157

一、病因病机概念 / 157

二、病理根源 / 157

三、影响健康和致病的两大因素 / 158

四、病因分类及各自特点 / 158

第二节　内生之邪 / 161

一、禀赋体质 / 162

二、情志 / 164

三、浊液、坏血 / 168

第三节　外生之邪 / 175

一、外生之邪概念 / 175

二、外生之邪的致病特点 / 175

三、外生之邪类别及特点 / 176

第四节　病机 / 183

一、禀性衰败 / 184

二、体液衰败 / 186

三、脏腑衰败 / 188

第八章　预防与治法 / 191

第一节　预防 / 193

一、回医预防思想 / 193

二、回医预防方法 / 195

第二节 治疗法则 / 199

一、理气调性 / 199

二、治病求本 / 201

三、表根慢急辨后 / 202

四、七因定则 / 202

第一章

绪　论

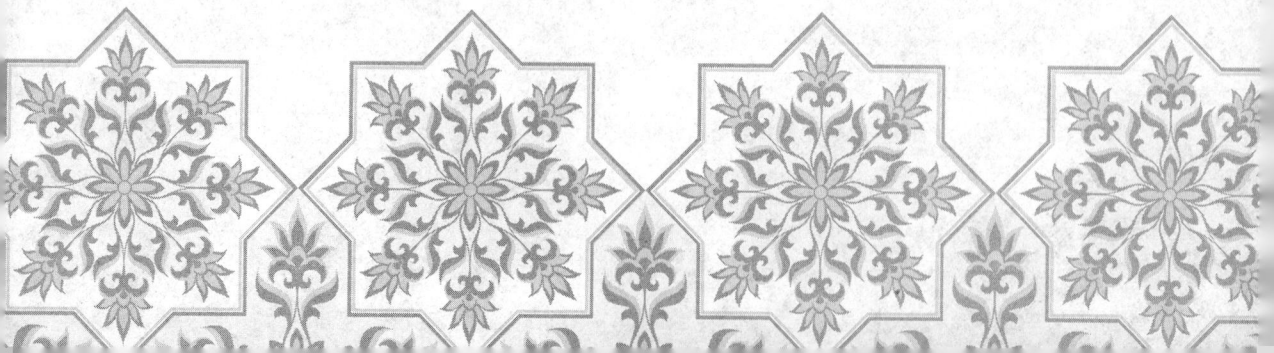

第一节　回族医学理论体系的起源、形成和发展

回医药学是在继承古代阿拉伯伊斯兰医药学的基础上，汲取中国传统医药学的精髓，在长期的医疗实践中逐步形成和发展起来的民族医药学。回医药学兼收并蓄了古希腊、罗马、印度、波斯及阿拉伯诸民族的医药学思想与成就，并与伊斯兰哲学密切相关。回医药学以"真一流溢说""阴阳七行"为哲学基础，以"四元素"和"四津液"为发病学说，并具有独特的诊疗技术，其香疗、浴疗、卫生保健、养生等方面堪称世界医学之最，至今仍被世人广为采用。回医药学为我国回族民众，乃至其他各民族的卫生保健事业都做出了极大的贡献。回医药学有两大渊源，即阿拉伯伊斯兰医药学和中国传统医药学，这两大医药学体系都非常先进，因此，回医药学从产生之初就以高水平的医药学体系伫立于世界医药学之林。阿拉伯伊斯兰医药学自唐宋传入中国，元代是回医药学在中国发展的鼎盛期，至明清时期回医药学理论体系开始形成，晚清到民国时期回医药学开始普及民间，回药企业也逐渐兴旺发达。20世纪80年代在国家民族医药政策的鼓励和支持下，回医药学重新起步，并有了新的发展，现如今回医药学已经是民族医药学体系的一朵奇葩。

一、回医药学的起源——阿拉伯伊斯兰医药学

（一）享誉世界的阿拉伯伊斯兰医药学

回医药学有两大渊源，即阿拉伯伊斯兰医药学和回医药学。阿拉伯伊斯兰医药学集中了阿拉伯半岛人民长期同自然和疾病做斗争的经验，融汇了东西方医学精华，运用伊斯兰哲学思想阐述和探讨人体生理病理现象，提供防治疾病

的知识，以指导穆斯林生活习俗、养生保健和医药卫生为主要内容。它是一种以阿拉伯民族医学为主体，继承了古希腊、罗马医学理论，融合了地中海周边地区诸民族及波斯、印度、中国的医药学知识，并以伊斯兰宗教哲学观为指导而形成的新医学。随着穆斯林的东来，伊斯兰教的传入，阿拉伯伊斯兰医学也随之大举进入中国，并与中医药相融合，形成了中国传统医药学领域的一朵奇葩——回医药学。

阿拉伯伊斯兰医药学史上曾经名家辈出，最有名的当属拉齐和伊本·西那。拉齐（860—932年），全名为艾卜·伯克尔·穆罕默德·本·扎克里牙·拉奇，拉丁名拉兹斯，波斯血统的穆斯林文学家、医学泰斗，被誉为"阿拉伯的希波克拉底"。拉齐是中世纪伊斯兰最负盛名的临床医学大师。拉齐所著20卷的《医学集成》是一部百科全书式的医学著作，历时15年完成，主要讲述的是疾病进展与治疗效果。拉奇还著有《医学入门》《医学止境》《精神病学》《天花与麻疹》《药物学》《盖伦医学书的疑点和矛盾》等。

伊本·西那（980—1039年），拉丁名阿维森纳，阿拉伯哲学家、医学家、自然科学家、文学家，被誉为"哲人之王"和"医学之王"。伊本·西那二十岁时，编著了著名的医书《医典》5卷。《医典》是医学界重要的参考资料，被译成几十种文字，公元15世纪它的拉丁语译本被重印16次，16世纪又被重印20次，直至15世纪末期它仍是欧洲各大学的教科书。伊本·西那是第一个在外科手术中使用麻醉剂的医生，也是第一个发现人体内有寄生虫存在的医生。他在关于胃溃疡、肿瘤、糖尿病、母体的血液流向胎儿等方面都有许多论文。与此同时，他还在药剂、解剖、营养等方面留有著述，还有哲学、逻辑学、文学、天文学、物理学、化学、生物学、音乐等方面的著述，被誉为"哲人之王"和"医学之王"。

阿拉伯伊斯兰医学出现于8世纪，定型于10世纪，经历两次兴盛时期，将东西方各种医药知识融合为一种新的医药文化，以伊斯兰哲学原理为指导思想，以阿拉伯医学为主体，持续百年的翻译运动，通过不断地吸收、消化、创造，出现了一个独具阿拉伯特色的伊斯兰医药文化的时代。阿拉伯伊斯兰医学曾享誉世界，对东西方医学都有深远影响。百年翻译运动，翻译和继承了很多古希腊和罗马医药学典籍，而这些医药学典籍是现代西医的主要资料来源。美国历史学家希提在《阿拉伯通史》中写道："当欧洲还处于中世纪的蒙昧状态的时候，伊斯兰文明正经历着它的辉煌时代，几乎所有领域里的关键性进展都是穆斯林在这个时期取得的，当欧洲文艺复兴时期的伟人们把知识的边界往前开拓的时候，他们的眼光看得很远，是因为他们站在穆斯林世界巨人们的肩膀上。"

（二）　阿拉伯伊斯兰医药学入中国

阿拉伯伊斯兰医药学曾享誉世界，当它传入中国后，与同样先进的中医药学相结合，孕育出了中国传统医药学中的一朵奇葩——回医药学。唐代是中国历史一个强大、繁荣的时代，呈现出封建社会前所未有的盛世景象。东晋以来，在三百年民族大融合的历史背景下，唐朝时期推崇以"四夷可使如一家"为民族观，实行"恩惠抚和"的伊斯兰教政策，在此开放的经济社会环境和包容的文化氛围感召下，来华的穆斯林商客和军士们纷纷留居中国，成为中国最早的一批穆斯林，他们以及后来华定居的穆斯林在中国的迁徙和繁衍生息，无疑是中国回族穆斯林的始祖，也是回医药学之奠基。

阿拉伯伊斯兰医学通过海上丝绸之路和陆上丝绸之路传入中国，其中海上丝绸之路又被称为"香料之路"，因为海上丝绸之路运送的主要货物之一就是香料，而阿拉伯世界是香料的主要产地，对香药的大量使用也是阿拉伯伊斯兰医学的主要特征。唐宋时期，随着大量阿拉伯香料的传入，阿拉伯伊斯兰医药学也逐渐传入中国。阿拉伯香药在汉代已开始传入中国，唐宋时期随着海外贸易的发展，阿拉伯香药大量输入中国，除了供给贵族阶层的奢华享受外，香料更多地以药物的身份步入寻常百姓的生活。大量阿拉伯香药的输入为阿拉伯医药的传入及其与中医药的融合创造了条件，进而也为回医药学的形成奠定了基础。《千金翼方》《外台秘要》及《新修本草》等对阿拉伯伊斯兰医药的记载和运用前所未有，标志着中阿医药的相互渗透和融合。白寿彝在《唐宋帝国和阿拉伯的香料贸易》一文中说："以余所闻，回教国家之药材及方剂，已于唐宋时传入中国。余曾细检《证类本草》，发现海外药物达 300 种以上，其来自阿拉伯、波斯者，不在少数。此种香料之遍地消费，犀象宝物之特蒙重视，均回教商贾在东土发展之结果，又以影响唐宋时代中国人之社会生活者，似均值得一提也。"

唐宋时期，海上贸易的主项是药材、香料，唐宋文献中记载了大量的香药输入。《宋史》记载，宋初入贡的乳香动辄万斤，其他香药也少则数百斤，多则上万斤，甚至多达十几万斤；记载当时输入的药物有，白龙脑、乳香、龙盐、银药、五味子、扁桃、琥珀、无名异、木香、血竭、没药、硼砂、阿魏、熏香、白龙涎香、黑龙涎香、苏合香。《岭外代答》记有没食子、珊瑚、摩娑石、栀子花、蔷薇水、甘露。《诸蕃志》介绍的有丁香、肉豆蔻、安息香、芦荟、血竭、黄蜡、水银、白铜、生银、朱砂、紫草。唐宋时期的文献中对香药的记载和使用前所未有，标志着阿拉伯伊斯兰医药学开始进入中国。

唐宋文献中有很多关于来华售药的商人的记载和描述，这些来华售药的商人大多是来自波斯和阿拉伯。《唐大和尚东征传》中记载：天宝年间，广州江中穆斯林的商船"不知其数，并载香药珍宝，积载如山，其船深六七丈"。北宋《太平广记》卷二十八《纪闻》中，记有唐代阿拉伯"胡商"在长安开药铺的情况，当时药贩们的药"有难求未备者"，人们就天天到市邸药铺去找"胡商"，从他们那里"觅之"。《老胡卖药歌》记载，"西域贾胡年八十，一生技能人不及。神农百草旧知名，久客江南是乡邑。朝来街北暮朝东，闻掷铜铃竟来集"。这些来华卖药的商人，有些可以给人治病，有些只是单纯地卖药。

唐宋时期，香药史上有两个重要人物不得不提，他们分别是李珣和蒲寿庚。李珣（约 855—930 年），字德润，五代人，祖籍波斯，其先祖于隋朝时期来华，唐初随国姓改姓李，安史之乱时入蜀定居梓州，著有《海药本草》。李珣祖上卖香药（即海药），受家庭熏陶，他对多种香药的性状、炮制及功能主治均有深厚的知识，参考古籍几十种，撰写《海药本草》。《海药本草》共五卷，此书从五十余种中药文献中引述有关海药（海外及南方药）资料，记述药物形态、真伪优劣、性味主治、附方服法、制药方法、禁忌畏恶等。全书涉及四十余处药材的产地名称，以岭南及海外地名居多。今存的佚文中记载药物约 100 余种，其中海桐皮、天竺桂、没药等为新增。《海药本草》为我国第一部海药专著，也是有关回医药学的第一部医学著作。《海药本草》不仅丰富了中国医药宝库，而且为阿拉伯伊斯兰医药学进入中国打开了一条通路，成为东西合璧的回医药学立足于中国的开山之作。

同样，在香药贸易史上另外一个重要的家族，那就是蒲寿庚家族。蒲寿庚（1205—1290 年），又名蒲受畊，号海云，宋末元初人，阿拉伯商人后裔。中国宋元时期著名的穆斯林海商、政治家、军事家。任泉州市舶司三十年，是宋元时期"蕃客回"的代表人物。其先辈是 10 世纪之前定居占城（今越南）的西域海商。约 11 世纪移居广州，经营商舶，成为首屈一指的富豪。蒲氏家族在宋元时期从事以运贩大宗香料为主的海外贸易，并控制着宋元时期的海上贸易权。蒲寿庚家族贩运的大宗香料为阿拉伯香药传入中国做出了巨大贡献，也为蒙元时期阿拉伯伊斯兰医药学大举进入中国奠定了基础。

唐宋时期，阿拉伯伊斯兰世界的香药大量传入中国，标志着阿拉伯伊斯兰医药学渐入中国。而且，随着大量香药在中国的应用，也对中国传统医学的用药理论和剂型产生了影响。

二、 回医药学的形成——蒙元时期

元帝国的疆域曾横跨欧、亚、非三大洲，由于蒙元统治者多次西征，掳大批回人，导致大量回人进入中国，而东来的回人们也带来了当时领先于世界的伊斯兰文明，伊斯兰文化中的文字、武术、天文历算、医药、建筑、音乐、工匠技艺等都随着回人们的东来而传入中国，这无疑对回医药的传播发展创造了有利的环境，回医药学在此时也迎来了形成与鼎盛的发展时期。元帝国时期，其统治下的人分为四等：蒙古人、色目人、汉人和南人，回人的社会地位仅次于蒙古人，高于汉人和南人。《明史·西域传》载"元时回回遍天下"，带来了先进的伊斯兰文明的回人成为蒙元统治者的得力助手，以外科、骨伤以及解毒见长的回医药成为扩张时期的蒙元帝国必不可少的医学技术，因此，回医药在蒙元帝国广为运用。回回药物院、广惠司、惠民局等回医药机构相继成立，《回回药方》《饮膳正要》《瑞竹堂经验方》等回医学典籍广泛流传，元帝国还广招"回回医师"，使得回医药学盛极一时。随着回回药物院、广惠司等回医药学机构的设置和《回回药方》等回医药学典籍的出现，以及遍布全国行医的"回回医师"，"回回医药""回回药物""回回医师"等取代阿拉伯伊斯兰医药在中国的称谓，标志着回医药学的形成。

（一）纷纷成立的回医药机构

由于回医药迎合扩张时期的蒙元帝国统治者的需要，因此，元帝国设置了大量的回医药机构，大力推行回医药，比较有名的有广惠司、回回药物院、惠民局等。广惠司是元代回医药主要机构，也是元代回医家的大本营。《元史》列传第二十一记载，中统四年（1263 年）世祖命回医生爱薛"掌西域星历、医药二司事"。在忽必烈的支持下，爱薛成立了京师医药院。从此，中国历史上首次出现了伊斯兰医药学机构。此京师医药院于至元十年（1273 年）春正月，"改广惠司，仍命领之"。爱薛在广惠司一直工作到至正十三年（1276 年）。《元史》卷二十六记载，元仁宗大德六年（1302 年）六月"丙子，升广惠司秩正三品，掌回回医药"。《元史》卷二十八记载，广惠司的职责是"掌修制御回回药物及和剂，以疗诸宿卫士及在京孤寒者"。

回回药物院是除广惠司之外，元帝国在中央设置的又一会回医药机构，掌管回医药事物。《元史》卷八十八记载，忽必烈于至元二十九年（1292 年）在大都、上都始置"回回药物院二，秩从五品。掌回回药事"。此后，于元英宗"至治二年（1322），拨隶广惠司"。从此，"回回医药""回回药物"成了伊斯兰医药在中国的别称，伊斯兰医药在元朝政府里，有崇高的地位，其作用不在传统中医之下。

除了广惠司和回回药物院等中央回医药机构外，元帝国还在全国各地设置了惠民局，以官方的力量将回医药推向全国各地。《元史》卷二十记载，元成宗三年（1297 年），"诏遣使问民疾苦……置各路惠民局，择良医主之"。这样，各地皆有了回医药医疗机关。伊斯兰医药学也因之随回医官到达全国各地，从而在社会上得到广泛传播。这时，大批阿拉伯、波斯、突厥血统的伊斯兰医师携带着医书药典纷纷来到中国行医，治病救人，遂形成伊斯兰医学大举输入中国之势。元代是伊斯兰医药学在中国得到最充分表现与推广的黄金时代。

除了官方设立的回医药机构外，元代民间还有很多回医私立医院。元末明初在杭州的穆斯林巨商鄂拖曼的子孙曾设立豪华的回医私立医院，称"鄂拖曼尼雅"并聘有回医师从职。摩洛哥旅行家依宾拔都他在其《游记》中记载："余寓埃及人鄂拖曼后裔家中。鄂拖曼乃大商家，甚喜汉沙（杭州）城，故常寓此。城亦由彼而得名曰阿尔鄂拖曼尼雅，其子孙在此亦甚受人尊敬，善继父志，救济穷人。有贫僧来门求助者，彼赠之甚丰。创办医院（玉尔本作僧庵）亦名鄂拖曼尼雅，建筑颇为华丽。此外各种慈善之事，均有施行。疾病之人，居其医院者甚众。"

（二）遍布全国的回医师

元代，回医师遍布全国，有官方任命的回医师，也有民间自行行医的回医师，元代文献中记载了很多回医师。爱薛和买奴是元代官方任命的最有名的医师，爱薛掌管广惠司和回回药物院，买奴掌管太医院，也就是说，元代两大医学体系，回医学和中医学都在回人的掌管之下。

爱薛，人称"回回爱薛"，通西域诸部语，工星历、医药。在忽必烈的支持下，爱薛成立京师回回医药院，后"改广惠司，仍命领之"。《元史》讲，爱薛是拂林人（小亚细亚或叙利亚人），回医药学家。他成立了京师医药院，至此，中国历史上首次出现了伊斯兰医学机构，这是中国伊斯兰医学史上的一个重要里程碑。爱薛在回医药机构工作13年，掌管大批阿拉伯科学书籍，并将大量书籍翻译成汉文，爱薛为回医学在元代的形成发展做出了卓越的贡献。

买奴，字德卿，回人，掌管太医院，"举名医久次者，奏补以官。大兴医学，以激后进"。买奴掌考较诸路医生课义，试验太医教官，校勘名医撰述文字，辨验药材，训诲太医子弟等。由于买奴在御药局及太医院任职，能奏补名医以官，大兴医学，对于推动和发展回医药事业做出了很大的贡献。

元代有很多回医师散布于民间行医，他们运用伊斯兰医学技术，"回回药物，治病，有奇效"，被称为"西域奇术"，深受各地人民的欢迎。陈垣先生在《元西域人华化考》中说："回回人中国者，多数以卖药为业，其俗至今尚存。"据元代欧阳玄《圭斋集》卷九记载，回族学者贯云石（海涯）曾在钱塘行医，"卖药市肆，诡姓名，易冠服，混于居人"。元代戴良《九灵山房集》卷十九记载有回族学者丁鹤年在四明（宁波）曾行医，"寄居僧舍，卖药以自给"，他"博览经史，精于算术、方药之说"。陶宗仪《南村辍耕录》记载，元大都（北京）"有一小儿头疼不可忍，有回回医官，用刀划开额上，取一小蟹，坚硬为石，尚能活动，顷焉方死，疼也遄止"；平江城阊门处有"过客马腹膨胀倒地，店中偶有老回回见之，于左腿内割取小块出，其马随起即骑而去，信西域多奇术哉"。元代《山居新语》记载，某驸马忽然得一怪症，坠马后"两眼黑睛皆无，而舌出至胸，诸医束手"。广惠司一位回医官挺身而出，"以剪刀剪去长舌，又在舌两侧各去一指许，用药涂之而愈。剪下之舌尚存，亦异证也。广惠司者，回回医人隶焉"。这些回医学者行医卖药的目的不仅在于谋求生计，与爱薛、聂只儿、答里麻、买奴等一样，他们对传播回医药学，保证人民健康，都起到了积极作用。

（三）层出不穷的回医药典籍

元代是回医药发展的兴盛期，除了林立的回医药机构和遍布全国的回医师外，丰富的回医药典籍也是元代回医药兴旺发达的一个重要标志。现存的四部回医药重要典籍，三部成书于元代，分别为《回回药方》《饮膳正要》和《瑞竹堂经验方》。据文献记载，元代有一千多部回医学典籍，但因为各种原因，流传至今的只有三部。

《回回药方》是元代编纂的一部伊斯兰医药学百科全书。原书为36卷，现残存4卷：即目录下1卷、卷第12、卷第30、卷第34。未著撰人，系红格明抄本。该书主要以汉文书写，也有很多波斯文和阿拉伯文词汇，同时，很多汉文也是音译。该书包括内科、外科、妇科、儿科、骨科、皮肤科等的病例判断和药方，是一部内容丰富、具有中西合璧特色的医学典籍。研究中国医药史的学者根据其残存部分推断，《回回药方》载药方 6000～7000 首之多。

《饮膳正要》是忽思慧撰写的一部营养学专著。忽思慧（1314—1320 年），在宫廷任饮膳太医，负责宫廷中的饮膳调配工作，专门从事饮食营养卫生的研究，是当时有名的营养学家。忽思慧对各种营养性食物和滋补药品以及饮食卫生、食物中毒等，均有深入的研究。《饮膳正要》成书于元天历三年（1330 年），是我国古代第一部也是世界上最早的饮食卫生营养专著，共分三卷。卷一讲各种食品，卷二讲原料、饮料和"食疗"，卷三讲粮食、蔬菜和肉类、水果等。书中还附有许多插图，如每种食物的性状，对身体有什么好处，能治什么疾病等，均一一说明。全书共出现"回回"一词 30 次，有"回回豆子""回回葱""回回小油""回回青"等冠以"回回"名称的植物和调料。

《瑞竹堂经验方》系元朝最著名的回医药学家萨德弥实所著，此书博采回医药经效诸方，患者试用屡效的单方、验方，加以分门别类、编辑订正而成。全书共 15 卷，1326 年著成。书中记载的悬吊小桶淋浴是回人自古以来独特的卫生传统习俗。另有治急气疼方、治疗疮方，且在方名上标有"海上方"等字样，说明有些方药是经海上丝绸之路传入中国的阿拉伯伊斯兰治病之方，有的验方特别强调禁食马、驴、猪肉等，这也符合伊斯兰教的饮食禁忌。

三、 回医学的发展——明清及民国时代

经过元代的兴盛发展之后，步入明清和晚清民国时期，回医药开始了与中医药的深度融合，进入新的发展时期，至当代，回医药已经成为中国民族医药学体系中的一个瑰宝。

（一） 明清时期： 回医药学的中国化及其理论的归纳和提高

元代盛极一时的回医药其主要内容还是阿拉伯伊斯兰医药学，进入明代，随着伊斯兰教的中国化，回医药也踏上了中国化之路。明清时期的汉文译著家以及回医师们极力寻求阿拉伯伊斯兰医药学与中医药学的结合点，并逐渐构建

出回医药学的基础理论体系。可以说，明清时期是回医药与中医药高度结合的时期。明清时期也是回医药学在理论上归纳、总结的时代，也是传统中医大量吸收回医药学的先进技术和知识的时代。

明清时期有很多著名的回医师，他们巧妙性地利用回医药学和中医药学的知识为广大患者解除疾病，创造了很多医学上的奇迹。马干里和俺都刺是明代非常有名的回医师，赵士英和刘裕铎是清宫知名的回族御医。

马干里，明代回医学家，字少川，生活于万历年间，浙江於潜（今临安）人，深通医理，在当时被称为"回回医"。曾著有验方和医药书稿，《本草汇言》中尚存部分佚文。

俺都刺，明代著名回族眼科医家，特别擅长"金篦刮膜"医术，以治疗白内障类眼病著称于世。其手术手法轻捷、娴熟，被誉为中国医界之奇才。

赵士英，回民，世居北京，世医。约生于1678年（康熙十七年）左右，卒于1737年（乾隆二年）以后，享寿约六十岁。赵士英在康熙时期就已在宫中供职，雍正元年，湖广总督杨宗仁因病上奏雍正帝，请准其子杨文干随任奉养，雍正帝不仅准奏，并且派赵士英去湖广为杨宗仁看病，在杨宗仁的奏折上批示说"赵士英是朕深知的好大夫"。雍正八年，皇帝任命赵士英为太医院院使。

刘裕铎，字辅仁，精医学，充太医院吏目，后补知州。《冈志》中对刘裕铎和其堂兄刘裕锡的记载如下："刘裕锡，字鼎臣。沉雅好学，通天文、岐黄之术，尤喜造仪器奇巧之物，以天文生转博士，迁五官，供奉养心殿，升任户部贵州司额外主事。刘裕铎，字辅仁，裕锡从弟。精医学，充太医院吏目，后补知州。"《清史稿》记载吴谦与刘裕铎同为清代钦定中医教科书《医宗金鉴》的"总修官"，可见刘裕铎在当时医学界的地位非常高。

明末清初的"以儒诠经"活动是伊斯兰教中国化的重要阶段，也是回医药中国化的重要时期，同时也是回医药理论形成的重要阶段。明末清初的中国伊斯兰教汉文译著中出现了大量关于回医药理论体系的阐述，最为典型的当属刘智的《天方性理》。刘智在《天方性理》中明确阐释了回医学的"真一七行"理论："最初无称，真体无着。唯兹实有，执一含万；唯一含万，妙用斯浑；唯体运用，作为始出。真理流行，命昭元化，本厥知能，爰分性智。一实万分，人天理备，中含妙质。是谓元气。先天之末，后天之根，承元妙化，首判阳阴。阳舒阴敛，变为火水；火水相搏，爰生气土；气火外发，为天为星；土水内积，为地为海。高卑既定，庶类中生。造化流行，至土而止。流尽则返，返与水合，而生金石；金与火合，而生草木；木与气合，而生活类，活与理合，而人生焉。合气、火、水、土，谓之四元。金、木、活类，谓之三子。四元三子，谓之七行。七行分布，万汇生成。殊形别类，异质分宗。理随气化，各赋所生。大化循环，尽终返始。故唯人也，独秉元精，妙合元真，理象既全，造化成矣。"

除了刘智的《天方性理》之外，王岱舆在《正教真诠》，马注在《清真指南》中也提到回医药学理论，王岱舆在《正教真诠》中提出了宇宙形成理论的基础和核心，即真一——数一（无极、太极）——阴阳——天地——四大（土、水、火、气）——人、万物。这是最富有中国特色的回族哲学理论观点。马注在《清真指南》中提出的哲学思想观点是："真一"是世界本原；心身合一的"人性论"；"万物之理，莫不尽付于人"的天人相感的认识论。

明清时期汉文译著中出现的回医药学理论体系，一方面是伊斯兰宗教哲学在中国的进一步发展，另一方面也是阿拉伯伊斯兰医药学理论的中国化时期。自此，回医药学形成了其兼容阿拉伯伊斯兰医药学和中国传统医药学两大特征的独特的理论体系。

（二）晚清民国时期：回医药学在逆境中再度绽放

晚清到民国时期，随着西医东传，中国传统医学遭受到前所未有的打击，回医药学也不例外，晚清到民国是回医药学史上最低迷的时期。即便如此，由于回医药学既往秉承了世界两大先进的医药学体系，即阿拉伯伊斯兰医药学和中医药学，因此在整个传统医药学处于低迷的晚清民国时期，回医药学依然能体现出其独特的优势，晚清到民国时期的传统医学界，回医药学占据了很重要的地位。经过了明清时期回医药与中医药的高度融合阶段，至晚清民国时期回医药再度发展，回医大家辈出、回医馆林立、回药物盛行，尤以京津世医丁氏家族和定州回药为代表。

丁氏为"家传世医"之家，祖籍在浙江绍兴，相传因为慈禧太后治病而被召进京，后落籍北京，主要活动于京津地区，在晚清到民国的医学界独树一帜。丁氏家族奉行"以医济人""以言济世"的原则，世代行医，热心公益，且积极参与社会活动，其家族人才辈出，至今仍有行医者。北京史志资料云："道光、咸丰以来京师行医者，士人绝少，多为回族人主之，外科尤甚。"丁氏家族即为其中的佼佼者。丁德恩为丁氏家族在北京的第一代，丁德恩崇尚医道，素喜疡科，研读《外科正宗》"可背读成诵"，能自制红升丹、白降丹等药，疗效颇佳，义务为附近回民治病。后在北京花市大街北羊市口一座小木楼内开设"德善医室"以行医为业，人称"小楼丁家外科"，擅治搭背、串腰龙、疔毒、恶疮等病。丁德恩著有《德善医室疡科效方》一卷，其门人有哈锐川、赵炳南、余光甲等。

丁子良是晚清到民国医学界最具代表性的人物。丁子良自幼从父学医，主攻中医内科、妇科和小儿科，成立"敬慎医室"，在京津一带行医。丁子良用"敬慎医室"的名义，出版了《说疫》《治痢捷要》《增补瘟疫》等书。在晚清到民国传统医学一片萧条的情境下，丁子良在天津倡导成立"中华医学研究会"，并担任"中华民国"首届医师资格证的主考官。

丁秉铎也是晚清到民国医学界的重要人物，为丁子良之子，从父习中医，毕业于北京医科大学，并留学于柏林医科大学习西医，曾任北京协和医院外科主任，开办牛街"回民医院"并任首任院长。丁氏家族的第四代丁迪光继承了家族的医学传统，并尝试中西医结合，将丁氏医学进一步发扬光大。

晚清到民国时期传统医学一片萧条，但是回药企业却异军突起，创造了前所未有的辉煌，尤其以河北定州的回药企业为代表，中国传统医药学上第一个海外奖项就是由定州的回药企业——"白敬宇眼药"所拿。定州穆斯林在医药方面成就显著，在历史上出了不少名医，且有很多秘方和药品流传至今。据李兴华先生研究，定州白敬宇眼药业和马家眼药业极为兴盛，李兴华写道"白敬宇"，为明初定州的一位回族穆斯林。他于明永乐年间（1403—1425 年）在定州创立"白敬宇药铺"。经世代相传，到清末时已发展成有专门的"作坊"来生产中成药。中成药中著名者有"金羊"商标的眼药，以及由 30 余种药物配制而成、专治妇科病的《妇女月经丹》。民国初期，白敬宇眼药的第 15 代传人白瑞启在其二子白泽民、白双十的辅佐下将白氏眼药发展到鼎盛。除定县有白敬宇药厂外，北京、天津、西安、南京、汉口、重庆皆有分行，曾获巴拿马万国博览会金质奖。白氏家财万贯，堪称定县首富。马家眼药先后有马元龙眼药、马应龙眼药、马云龙眼药。其中马云龙眼药的企业负责人为民国时期的马湘圃，马家据说也是"财源滚滚之家"。时至今日，白敬宇眼药为"金牛"商标，而马应龙最为驰名的产品则为痔疮膏。除此之外，定州当地的锁氏家族拥有专治妇科病的"妇女调经丹"。

晚清民国时期，回医药学在逆境中绽放，创造了前所未有的成就。至此，回医药学步入其民间化和市场化的阶段。

四、 20 世纪 80 年代以来： 回医药学迎来发展的春天

20 世纪 80 年代以来，我国政府大力支持和鼓励民族医药，包括回医药学在内的各种民族医药学都迎来了发展的春天。我国政府非常重视保护和发展民族医药，回医药和民族医药已经成为中国当代卫生资源的重要组成部分，而"扶持回医药和民族医药事业发展"已被写入党的十七大政治宣言和行动纲领中。国家的一系列政策法规都体现了扶持民族医药的宗旨，中华人民共和国宪法规定："国家发展医疗卫生事业，发展现代医药和我国传统医药。"《中共中央、国务院关于卫生改革和发展的决定》指出："各民族医药是中华民族传统医药的组成部分，要努力发掘、整理、总结、提高，充分发挥其保护各族人民健康的作用。"1983 年 7 月 24 日，卫生部、国家民委印发《关于继承发扬民族医药的意见》的通知指出："发展民族医药，不仅是一个重要学术问题，而且是提高民族自尊心、继承发展民族文化的重要内容。对增进民族团结，保持政治稳定，巩固国防建设，发展地方经济，实现富国强民都有积极的意义。"

1984 年 9 月和 1995 年 11 月，卫生部、国家中医药管理局与国家民委在呼和浩特和昆明分别召开了两次全国民族医药工作会议，全面提高了对民族医药的认识，统一了思想，制定了规划。2003 年 10 月 1 日起实施的《中华人民共和国回医药条例》在附则中规定："民族医药的管理参照本条例执行。" 2007 年 12 月十一部委颁发《关于切实加强民族药物事业发展的指导意见》，是当前我国发展民族医药工作的一个纲领性文件。在国家政策的大力支持下，各民族医药蓬勃发展，皆取得了不菲的成就。2008 年国务院出台 "促进宁夏经济社会发展" 31 条意见中提到："大力扶持回族医药事业发展。"宁夏回族自治区党委和政府高度重视回族医药事业发展，2009 年 10 月制订了《宁夏回族自治区扶持回医回药事业发展的实施方案》，自治区政府对回族特色医药予以高度重视并且加大了投入的力度。回医药学的发展已成为宁夏回族自治区政府重点鼓励的科技攻关项目，并已经被列入《宁夏回族自治区 "十二五" 科学技术发展规划》。

在政府的支持和扶持下，回医药学和各民族医学共同迎来了发展的春天。回医药学研究的开拓者安迪光研究员，自 20 世纪 50 ~ 60 年代起，结合伊斯兰阿拉伯医学对回医药学进行了深入系统的研究，认为回医药学是消化吸收、继承古希腊医学主要内容的阿拉伯医学与中医药学的融合，是 "东西合璧" 的产物。作为研究回医学里程碑式的理论，安迪光研究员提出的 "东西合璧说" 一直影响并指导当今回医药学研究工作者。在此理论指导下，举国对回医药学展开了如火如荼的研究。1989 年 12 月在西安举办的 "回族医药学术讨论会"，开辟了回医药学研究的新天地。1994 年 4 月在银川召开了 "宁夏首届回族医药研讨会"，再次汇集了回医药学的研究成果。截至 2011 年，回医药学研究的著作有四十多部，论文有八百多篇。

学者们对回医药学在理论发面的研究，为回医药学的科研、临床以及产业化打下了坚实的基础。在此基础上，回医药学的科研、临床、教学、产品开发以及文化宣传等方面得到了协调发展，回医药学迎来了发展的春天。20 世纪 70 年代以后，北京、西安、呼和浩特、哈尔滨、沈阳等地，回族医疗机构应运而生，尤其以宁夏吴忠民族医院、张氏骨伤专科医院、吴忠黄宝栋回医医院、吴忠回医正骨医院、济慈堂等民族特色医疗机构，办得有声有色。2012年，宁夏医科大学附属回医中医医院在回族之乡吴忠正式成立，标志着回医药学的临床发展迈上了新的台阶。

近年来，回医药学科研方面也取得了重大突破，全国从事回医药学科研的单位就有十几家，以宁夏医科大学回医研究院为首，包括了中国中医科学研究院、中国社会科学院、北京中医药大学、北京大学等研究机构和学校都加入了回医药学研究的行列中。值得一提的是，2012年，以宁夏医科大学为首，综合了北京大学、浙江大学等二十多家知名院校和科研单位，"回族地区基层医疗机构卫生适宜技术研究"以及"回药现代化关键技术研究"等课题取得了"十二五"国家科技支撑计划项目，此项目的获批，标志着回医药学科研水平获得了突破性的进展。

近年来，回医药学教学方面也取得了新的发展。宁夏医科大学作为民族地区的综合性医学院校，坚持走特色发展路子，在回医药学教育方面发挥着重要作用，成立了回医学院，招收回医专业本科生和研究生，回医药学还被确立为宁夏回族自治区和国家回医药管理局重点学科。

近年来，回医药学的文化建设和对外交流也得到了长足发展。2011年，全国首家回医药文化博物馆——中华回医药文化博物馆落成，承担了对外宣传和交流回医药文化的重任。

自20世纪80年代，在国家扶持和发展民族医药政策的鼓励下，回医药学迎来了新的发展春天，回医学逐步形成科研、教学、临床、产品开发以及对外宣传与交流回医药文化的新局面。回医药学具备阿拉伯伊斯兰医药学和中国传统医药学的双重属性，决定了回医药学不但以高水平出现在民族医学之林，而且承担着与阿拉伯伊斯兰世界沟通和交流的重任。未来，回医药学将以更加优秀的姿态屹立在世界民族医药之林，并为各族人民的健康事业服务。

第二节　回医学的主要内容

真一（单另独一，绝对实体）→元气（第一物质，万有之始）→阴阳（阴"静"阳"动"，生化依据）→七行〔四元（水、火、气、土），天地定位；三子（金、木、活），万物始生〕→人（思维与存在的统一体）。

回医学力图将同源、同构、彼此"通然"的人和宇宙万有，全盘构筑到这一整体系统模式之中，并以此作为理论基础和方法论。

一、真一说

回族民间长期流传的《勒瓦一合》曾这样解说："真一"它是万始原有的开端，本来是无称的；其单另独一的本质又是无的；唯有这个实体的存在，因而"执一含万"。据先贤马联元在他用阿拉伯文编译的《性理本经注释》中说："这种存在的实体，从绝对的角度而言，它从一切'关系'与一切'推论'事物上，已经是完全抽象了的；甚至它从抽象的关系上，也可以说是漠不相干的。"结合以上译述，关于"真一"的内涵应从四个方面来理解：

（1）真一是绝对抽象观念单另之一，而不是人们计量常用的"自然数"首先有的一。前者绝对独一而无对偶，有二则非"真一"；后者虽由一开始，但可逐次加一，从二到无限大，这只是"自然数"组成部分整数一的必然。

（2）由于力主真一"惟兹实有"，显然与宇宙万物来自"空""无""理""玄"等本体论迥异。

（3）真一既"执一含万"，又"与万类无干"。

（4）正如传诵已久的波斯文哲理古诗云："它既非部分，又非全体；既非事物，又非空间。"严格说来，真一的本质是难以用一般名称、范畴来准确地概括，只得用"一"代之。

二、 元气说

按照回医学和传统说法，在宇宙没有形成以前的"先天"世界，到处充满着一种混沌状态的物质。"中含妙质，是谓元气。"阿拉伯哲学中，"顿拉底"（溟渣）的概念与此类似，并引申为"第二实有""原动精神"。

（一） 元气学说为回医学的理论基础

从"真一"向"元气"飞跃的概念，以及对元气的理解和阐述，则更有新意。元气不仅是"小世界"和"大世界"的本原；同时贯通并统摄大自然和一切生命现象的发生发展。

元气是整个"自然生化"的原因和运动过程。当"元气起化"，于是"形器世界"的生化开始；接着出现的一切生生化化，比如"阴阳""四元"的形成，都是这个"自然生化"过程及不同的运动方式和阶段。回族先贤认为："小世界之为物，较大世界愈精愈微也。"它的生成，直接来自元气。因为"小世界的种子，即大世界的元气"。

（二） 回医学的元气概念

回医学认为元气不仅是"一切精粹之所聚"，并力主元气同时为"万理"的载体。这里所说的"万理"，泛指事物本身的规律、条理和本质等，即肉眼看不见，以有限感官无法感觉到的一切实在"物"。所以，它不同于当时盛行的"理"在事物之外等主张，更不同于希腊、罗马医学有关理论，如"原子论"和"灵气学派"的见解。回医学所谓"盈天地间，皆'物'也"，包括了不可分割的"实物"与"万理"两个方面，从而全面理解元气为一切"自然生化"的原因及其运动过程。

阴阳七行的理论框架

真一（单另独一，绝对实体）
↓
元气（第一物质，万有之始）——阴阳（阴"静"、阳"动"，生化依据）
↓
七行［四元（水、火、气、土），天地定位；三子（金、木、活），万物始生］

上述元气学说的继续与展开，促使回医学对人体与宇宙整体性及其相互关系的研究与认识不断发展。

三、 阴阳说

此概念引用于回医学后有所侧重与创新。元气自然生化的整个过程，只有通过不断地运动才能实现。而运动变化最大的和最突出的特征，集中体现于"动"与"静"两个方面。回医学认为：混沌元气开始生化，则"一'动'一'不动'"，遂于其中有两分之象。其"静"多动少者，谓之"阴"；"动"多静少者，谓之"阳"。当阴阳概念开始被引入、消化和进行更大的抽象之际，阿拉伯医学与回医学的诸多说法，不断被吸收。如认为冷为阴、热为阳；阴阳"始分"，黑者为阴，白者为阳；阴阳"终分"，阴敛于内，阳发于外；"重浊者下降，属阴也"，"轻清者上升，属阳也"；阴中寓有"真水"，阳中寓有"真火"等。但回医学更重视"阴"与"阳"、"动"与"静"的辨证关系。提出在元气"化而为两"的过程中，"其初分也，二者互杂，不甚相离。及其后也，阳积于一处，而驳疆乎有向表之机；阴积于一处，而稳稳乎有向里之势。"虽然如此，"阳中含有真阴，阴中含有真阳，而非阳一于阳，阴一于阴也"。并认为宇宙间并无"纯阴""纯阳"以及全阴""全阳"的存在。因"纯阳"之中，伏一阴，是其纯阴之量未全也。回医学由于融合了回医学有关阴阳对立统一的内容，特别是其起步阶段就汲取了回医学原有的阴阳学说，与晚出的五行理论相结合的成功经验，其中对阴阳动静的论述尤为详尽。

（一）回医学对阴阳范畴进行了更高的抽象与概括

在整个自然界的运动和生化过程中，最大的变化和最突出的特征，就是"动与静"这两种相反相成的运动及其运动形态的存在。没有运动就没有世界，更没有生生化化。回医学以此立论，把"阴"概括为动少静多，把"阳"概括为动多静少。这种立足于动多与动少两种相反相成的运动及其形态之中来区分阴与阳，是为了更好地从不同角度阐明阴阳本质性的内涵。

（二）回医学更加重视阴阳的和谐统一

"阴阳互合，而生男女。""一粟之生，九天之功。"没有阴阳的统一，事物就不能发生、发展与变化，生命过程也成为无源之水，无本之木。所以，回医学主张积极创造维护人体阴阳动态平衡的条件，进而达到"小世界"与"大世界"的和谐统一。

四、四元说

自然生化过程中，元气分为阴阳以后，"四元三子"即"七行"开始形成，先贤刘智根据《默格索德》等名著，对此连续性的生化方式解释道："气火水土，谓之四元。金木活类，谓之三子。四元三子，谓之七行；七行分布，万汇生成。""四元"又称四象、四气、四行、四奇行，其内涵与希腊医学的"四元素"说名同而实异，与回医学"五行"说所代表的方位、时序也不尽相同。刘智曾说："阳'化'而为'水、火'；水得火则生'气'；火暴水则生'土'；是故水、火、土、气'四象'成焉。"

所谓"四元"，说明它是同时成为一切有形物质（"形"）与无形事物（"色"），这两方面的"元宗"，即为万有形色之宗元也。

所谓"四行"，"行"是行动、运行，指运动不已，即自然四种相互关联、相互作用、永不停止的运动过程。

所谓"四象"，象是指象征、现象，应包括有形运动的形象和无形运动的形象，即能够反映自然规律的四种动态形象的总称。

所谓"四奇行"，奇者单也，谓"四象"皆单自成"行"，而无配故也。"四奇形"出，天地定位。"天即气也，即水受火炽而上腾者也"，"地即土地，火与水相搏而存迹，以下坠者也"。

"四行"的方位，每一行有专注之位。"气"位于"东"，"土"位于"西"，"火"位于"南"，"水"位于"北"，"至于弥满无隙之处，则四气互相搀入，而滚为一气矣"。因为，"四者单行，则万物无自而生。四者相搀，则万物于兹而化育焉"。故曰"四行为万物之母"。它们与"四时"的关系："未有四气之先，空中无四时也。四时，即四气轮转流行而成者也。"流行至"东"方所专盛之气则其时为"春"；流行而至于"南"方所专盛之火，则其时为"夏"；流行至"西"方所专盛之土，则其时为"秋"；流行而至于"北"方所专盛之"水"，则其时为"冬"。因为气与火之流行以"发越"，春与夏也有"发越"之象；土与水之流行以"收藏"，秋与冬亦皆有"收藏"之义。"收藏之力尽，则发越之机又起。发越之机起于东方所专盛之气，又于兹而复始矣，此四时之所以往复也"。

四气实指无时不有，无处不在，弥满无隙，渊源于阴"静"阳"动"，而出现在自然生化中，四类千变万化的运动形态。从上述一系列名称中可以理解为"万物于兹而化"或"四行为万物之母"，但绝不能理解为"四行"是人和万物的"基本物质"或构成人类生命和宇宙大厦的"建筑材料"。

五、 三子说

天地定位，水火交错，万物开始化育，首先形成"金""木""活"。它们是"四元"配合而成：土与水合而生"金"；气与火和而生"木"；水、火、气、土四者共合而生"活"类。从金、木、活三者在天地化育之中而言，称为"三子"。当三者形成以后，万物皆依之而资生，所以又称"三母"。在自然生化过程中，各类万物按照生成次序先后问世，并"以其胜者为名"。"金气胜名金"，五金矿石等一切无生物首先出现；"木气胜名木"，各种植物接着生长；"活气胜名鸟兽"，诸类动物才有条件发育成长。这只是从主流而言，其实金木活三者相互交错，三气无所不至。如"金气流行，山得之为玉石，水得之为蚌珠，土得之为五金之矿，鸟兽得之而成鸟兽之宝，草木得之而为草木之精，一切万物得之而各成其为坚、明、定、固也"。"木气流行，山得之生嘉植，水得之生萍藻，沃土得之生禾稼，瘠土得之生草毛。四植之中，禀土胜者为坚质，禀气胜者为中空，禀水胜者为繁花，禀火胜者多果实，而要皆得此木气以为化育者也"。

"活气流行，生于山者为走兽，其形体与丘陵似；生于林者为飞禽，其羽与枝叶似；生于水者为鳞介，其鳞甲与水波似；生于土者为蛰虫，其形质与土壤似。四生之中，禀气、火胜者能飞，禀土、水胜者能走，禀气、土胜者性温，禀火、土胜者性烈，禀气、水胜者贪，禀水、火胜者性暴，而要皆得此活气以为化育者也"。

六、 对人体自身的认识

以元气学说为基础，以阴阳七行为理论框架的回医学认为整个自然生化，从元气开始发露，经过六个连续运动过程，人类才化育而成。即"浑同品"（元气始觉有混沌之象），即此际位分；"起化品"，阴阳分；"广化品"，四象著（水、火、土、气，四元出现）；"正位品"，天地定也；"蓄庶品"（通过金、木、活，三子），万物生也；"成全品"，人类出也。"六品备，而元气之能事毕矣"。可见"四元三子，萃精而成人身。全体大用，毕聚而成人性"。有天地之后，万物始出，"大成全品"之果，即人。主张"人不能无天地而自立，天地万物亦不能无人而自有。万物为人之护卫，人为万物之枢机"。"天地万物本为人用，而人不知己之尊品，反自屈于万物，何以立人极乎？"或云："极之为言，至也；谓人之所以为人，之妙至极，而无以复加也。""人极大全，无美不备，既美其形，复美其妙"。关于"人极"如何化育而成，哲理古诗云："初惟一点，是为种子；藏于父脊，授于母官。承继先天，妙演后天，胚胎兆化，分清分浊。本其二气，化为四液；黑红黄白，层包次第。四本升降，表里形焉，红者为心，黄者其包。黑者为身，白者其脉，身心既定，诸窍生焉。肝、脾、肺、肾、耳、目、口、鼻，体窍既全，灵活生焉。"

（一）人生元始，一点种子

回医学认为，天地是"大世界"，人的生命活动是"小世界"，它们是同源、同构、同步运动、和谐统一的动态实体。如果从"最初无称"谈起，"大世界"的化育，是从"无形"到"有形"，而"小世界"的元始，则是从"有形"到"无形"。但两者的"生化"内涵完全一致，都是从"元气"的化育开始。人身小世界的元始，是从"藏于父脊，授于母官"的一点种子所化育。而"小世界之种子，即大世界之元气"。

（二）胚胎初化与阳内阴外

授于母官的一点种子，是得父母交感之气而成。由于父之阳动而生水，水挟阳气而授于母；母之阴动而生火，火挟阴气而纳此一点于子宫。起初，阴阳交而水火聚，故凝结为一。当胚胎初化，于是一分为两，成为"清"与"浊"不同的形态。如同天地大世界的生化，元气首分阴阳"两仪"。可是在母体内这种特定的条件下，清阳与浊阴的运动总趋向，恰好与大世界相反，即清阳向内而浊阴发越。清者反藏于内，其浊者自围于外。"本其二气"再分水火气土"四象"，化为"四液"，即黑红黄白。回医学认为，胚胎一个月，黑红黄白四液形成，接着人身小世界陆续按照自己特有的运动方式，完成化育之功。这种辨证地总结和认识阴与阳、浊与清、有形与无形、物质与精神的相互关系及其运动规律，实为回医学的又一大特色。

（三）体液学说与四际分空

回医学的"四体液"，指的是黑液、红液、黄液、白液。原来人的元始，从一点种子分为清阳和浊阴以后，由于得到母体的濡养，"清"与"浊"又各自两半，分成四个层次。这四层次是：最外一层色黑属土；近于黑者，色红属风（气）；近于红者，色黄属火；居于里者，色白属水。四者均为人身血肉精气之本。各依其不同特性和运动方式，维护和发挥着人体正常的生理功能。故素有"小世界之为物，较大世界为愈精愈微"之说。

关于"四际分空"，回医学认为人类生长于天地间，日月九天之运动，七洲分地之变迁，必然对生命活动有着较大的影响。而地气之寒热温凉，则为"四际分空"的映照，不可不察。

地至天有四际：近于地者"温际"，上于温者"湿际"，再上者"冷际"，近天者"热际"。这四际分空，又是气火水土"四元"聚结而成。温际属土，其气和平；湿际属水，其气稍冷；冷际属风，其气肃冽；热际属火，其气炎热。"四际之气，皆为人与万物所仰藉并使之因时而各得其所"。可见回医学的"四际分空"，与希腊医学的"冷热干湿"等说，因角度不同各有千秋。

（四）脑与经络

回族先贤认为："夫一身之体窍，皆脏腑之所关合，而其最有关合于周身之体窍者，唯脑。盖脏腑之所关合者，不过各有所司，而脑则总司其所关合者也。脑者，心之灵气，与身体之精气，相为缔结而化焉者也。其为用也，纳有形于无形，通无形于有形'是为百脉之总原，而百体之知觉运动皆赖焉。"由此可见，回医学早就对大脑进行了探索，其对经络的存在及其重要作用，完全采取肯定的态度，特别是将脑与经络提到主宰和调节生命活动的高度。

所谓脑的"收纳"与"通觉"，"收纳"即"纳'有形'于'无形'"，凡目之所视，耳之所听，心之所知，大脑都可以收纳而藏于内。"通觉"即"通'无形'与'有形'"，主要依靠经络发挥作用。因为脑之中寓有"总觉之德"，而经络自脑而通至全身。经络通至于目，于是目则得其总觉之力而能视；经络通至于耳，则耳得其总觉之力而能听；经络通之于口鼻，则口鼻得其总觉之力而口知味、鼻知臭。推而广之，肝开窍于目，其目之所以能视者，是脑之力。脾开窍于口，肺开窍于鼻，而其口之所以能知味，鼻之所以能知臭，都是脑之力。再者，经络自脑通至周身，则通身得其总觉之力，而手能持，足能行，百体皆知痛痒。即心为灵明之腑，而亦不能不有资于脑。脑得其养，而心之灵明加倍；脑失其养，而心之志气亦昏，这皆是脑"通'无形'于'有形'"。可见，回医学将当时阿拉伯医学（尤其是解剖学）对脑的研究成果，跟回医学

"心主神明"的理论和经络学说巧妙地结合。

第三节 回医学的特点

一、中阿合璧

(一)融汇东西传统医学精粹

回医药兼收并蓄了伊斯兰化的古希腊、罗马、印度、波斯及阿拉伯诸民族的医学成就,与伊斯兰哲学密切相关,理论基础源于"真一流溢说"。依此提出,真一、元气、阴(静)阳(动)、四元(水、火、气、土)、三子(木、金、活)、四性(冷、热、干、湿)、四液(白液质、黄液质、红液质、黑液质)、心脑、腑腑、五官、经络医学理论。认为"四元"与"四性""四液"相互协调,其微显程度及质量的变化失调是致病的主要内外成因和病理变化,亦决定着治疗手段和药物方剂疗法配合。

回医理论是以"真一、元气、阴(静)阳(动)、四元、三子、四气、有形与无形、存在与现象"论述"天、地、人"相互关系的。同时又将四禀性,四体液学说构筑到这一整体系统模式中。其本质是自然生态,社会生态和身心生态同源、同构、同步运动和谐统一的生态医学,并以此作为基础理论和方法论。回医学中的这些理论是将伊斯兰哲学中理学纳入到感知心理的生理基础学和人类的三大属性(自然的生物属性、思维的心理属性和社会的理智属性)以及相关基因与外界环境相互作用的研究。还将古希腊的"体液说",改为白、黄、红、黑四液质,并纳入元气、脏象理论中加以运用,又与四元、四性和体质禀性配合作为病理学的重要组成部分,这些均反映了回医学在承袭早期西方医学文化的同时又吸收运用东方文化思想。

(二)阐发自然生态医学奥义

回医学的本质是自然生态医学,把人作为天地自然(大宇宙)、先天理象的被造物。以人之心身（小宇宙）来考察，揭示人与自然，人与社会和人体心身形色形式的统一协调规律，把对生命的认识深入到更高的层次。从人、自然、社会和心身统一之整体联系中发展人类保健事业。

在回族先贤汉文译著过程中，大量吸收、融进了东西方诸如天文、气象、历法、星辰、物候、化学、生育等当时堪称世界一流的科学成就，经回族学者以儒诠经，传西学，发奥义，并在实践中丰富和发展了这些成果。阐述和研究生物与环境相互依赖、相互制约的生命科学及人与自然关系的医学思想与智慧的回族汉文译著，如《天方性理》刘智（1664—1739 年）著、《正教真诠》王岱舆（1585—1658 年）著、《清真指南》马注（1640—1714 年）著等，曾精辟地揭示了宇宙起源、生命过程、天人感应、生物遗传、性理属显等大世界（天地万物）和小世界（人身）的关系。而且，回族的生态医学更重视对现代生活方式的批评和加以改革的必要与建议。如《清真指南》卷三言："真一乃造化之原主，无极乃万命之原种，太极乃万性之原果，两仪乃万形之原本。形不离性，性不离命，命不离理，理不离真一。真一有万珠之理，而后无极有万殊之命，太极有万珠之性，两仪有万珠之形。"（天地）大世界之为理，是为（人身）小世界之为物，故"天地之秘，仙神之奥，性命之微，万物之理，莫不尽付于人"。"心体之光明现于周身，而后视听闻尝，运行知觉各呈其用"。阿拉伯伊斯兰医学家们指出：人类之性除具有"草木之性"和"禽兽之性"的一切能力之外，还具有言语能力、求知欲、劳动和创造欲、名利欲等，其中求知欲，使人对事物探求本源孜孜以求之；创造欲，使人对物品精益求精，不断推陈出新而永不满足；名利欲使人们追逐名利，并因此而忍辱负重，委曲求全。《正教真诠》言："灵慧之人，乃人之性，更兼生、觉二性，能扶人长养及使人知觉，而更能推论事理。能辨其是非礼让。""大都有生之物，唯有一心，独人有两心，乃'人心''物心'；亦有二性，乃'真性''禀性'。真性与命同源，所谓仁、义、礼、智之性。禀性因形始，其乃火、风、水、土之性。"

回医学注重研究的是世界上万物的生成、演化和持续发展，而不是具体的物质构成和空间的展开。研究的对象始终是有思想感情的活人，协调精神对生命的特殊意义和关键作用。因为精神是人体最高层次的功能，它所要把握的不是机体的器官实体，而是人体作为整体的功能与结构的关系，这种整体功能结构关系，又表现为与天地自然（大宇宙）相应和谐，机体发育和生命维持的节律。从这个意义上讲，回医学不是治（生物的）人，而是助（社会的）人。是"赞天地之化育"，亦不是直接针对病症所在，而是"穷理尽性"，即帮助人恢复和提高人自身具有的调节能力，调动和激发人的生命潜能，从而实现祛病健身。

（三）蕴藏丰富多彩的奇方妙术

回医学是在伊斯兰哲学思想指导下，以吸纳、改造东西方世界生态医学思想和原理来研究人体结构、功能与平衡，并进而研究人体失衡的动因、机制及防治方法的医学。是以认识、预防、治疗人的身心疾病为手段，以保持、恢复，增强人的身心健康和天地自然适应能力为目的的综合知识体系和实践活动。

回医学认为，导致疾病或影响健康的原因，不仅仅是外邪入侵，更重要的是患者身心状态的御病能力降低，而在患病的全身因素中性智心理压力或变异是基本的因素，这种弱的生理状态或隐性体质，回医学称之为禀性衰败，如此不断刺激，心脑分泌异常液质，四性变异，导致身心功能紊乱，而疾病发生。因此，回医学强调对患者的精神状况、心理卫生应承担起教育和指导的责任，并着手建立起综合性的完整医疗卫生康复体系。在药物使用上多用丸、散、膏、丹、滴剂，在治疗方法上多采用口服、外贴、滴鼻、喷散、烙灸、药浴、熏蒸等。外科手术和正骨手法在元朝属先进技术，得到朝野上下的高度重视，并进入了寻常百姓家，得以广泛传播。

回医学中蕴藏着极其丰富、独具特色的奇方妙术，现遗存下来的典籍残本中载药461种，临床各科治验方1238首，其中，《回回药方》残卷中有656首，《海药本草》和《饮膳正要》中共有238首，《瑞竹堂经验方》中有344首；还有散见于其他珍贵文史、医药文献资料中的，未经统计的诸多药物、效方、奇术以及营养保健疗法，都极大地丰富了中国传统医药学内容。

二、 体液禀赋辨病证

（一） 体质禀性说

回医学认为宇宙万物，包括人之身心均来源于四种原质（热、冷、干、湿）和四种元素（水、土、气、火）。四种原质所构成人的禀赋质性分别为：禀质干、湿、热、冷，以及干热，干冷和湿热、湿冷，八种不同性质的气质。四种元素构成了人的禀性与生俱来的体质，分别有水质、土质、气质和火质的不同，从而揭示出禀赋气（体）质易感疾病及防治方法。

在此需要进一步说明的是，回医认为气性（即八种不同性质的体质）本于气质（即四素质），而气质本于四行（四素或四元），"气性者，顺承本性（气质）之用，而以为用者也；气性之所能为者，皆本性（气质）之所欲为者，本性所有之知能，尽付之于气性而发现"，故体质只有通过气质禀性才能发现。

（二） 体液病理与疾病根源说

回医学认为致病的因素有失天隐潜的无形因素的和后天显现的有形因素两大类，而机体的发病不仅与禀质气性的禀性衰败以及疾病根源有关，还与体质体液（白、黄、红、黑四种体液）以及与体液病理变化与疾病根源有关，又合称"白痰根源""黑白根源""黑血根源""浊痰或白痰根源"等。其中"黑浊血根源"和"浊痰湿浊根源"多为风湿类疾病的病理依据。

（三） 脑与脏腑经络说

回医学认为，"脏腑之所关合，且各有所司，但其最有关合于周身者，唯脑。因脑，为心之灵气与身之精气，相为缔结而化纳有形于无形，通无形于有形，是为百脉（经络）之总源，而百体之知觉，运动皆赖焉"（《天方性理》）。故《回回药方》在论述风湿骨节疼痛时，往往提及脑，如"能止脑经下来的润""脑经有病""从脑到筋"及"各骨节疼皆因恶润（湿）生者""又因与痰根源生各骨节疼用之得济""百节筋骨因瘀而疼"等，均说明经络自"脑"输布于周身并连属脏腑（胃经、肝经、耳脉等），又复归入"脑"。故脑及脏腑的禀性、体液病理变化与风湿类疾病相关，而肢体骨节的风湿病变，日久也会累及脑与脏腑，从而发生相应的病理变化。不仅如此，风湿类疾病及其病理根源，还与气血变化有关，如"动之子四肢百骸者，气与血兼行之事"，即四肢筋骨的正常或病态变化亦与气血的质量与运行相关，故在治疗过程多予补气、活血药配伍施治。

第四节　回医学对祖国医学的贡献

中国是一个多民族国家，五十六个民族共同创造了辉煌灿烂的中华传统文化。传统医学是中华传统文化的重要组成部分，既包括中医学，也包括少数民族医学，如藏医学、蒙医学、维医学、朝医学、彝医学、傣医学、壮医学、回医学等。回医学对祖国医学的贡献从四部经典著作（《回回药方》《海药本草》《瑞竹堂经验方》《饮膳正要》）中可见一斑，这四部著作既包含中国本土药物，也包含外来药物，同时也反映出其他民族的医学特点。他们之间有着密不可分的联系，是一个相互补充、相互参考的整体，也是研究阿拉伯医学与中国传统医学交流、借鉴、融合的重要史料文献。

一、《回回药方》的贡献

回医学"四大医著"之首即是《回回药方》，原书共有三十六卷，不著撰人，现仅存四卷，其中目录一卷。《回回药方》是回族"先民"在长期的医学实践中不断地吸收、总结、整合、创新的成果，是凝聚着多民族先进医学思想和实践的产物，是目前国内所见最珍贵的回医药大型综合典籍，是一部在回医学史上占有重要地位的医学专著，凝聚着回医学的辉煌成就。《回回药方》吸收了中世纪以来的阿拉伯世界先进的医学基础理论和丰富的临床实践经验，同时，它又深受回医药传统文化的影响，是一部东西合璧的医药宝典。从现存的卷十

二、卷三十、卷三十四中，共载方五百八十余首，据此推测，全书方剂总量可达六千至七千首之多。

《回回药方》以叙方为主，方论结合，内容涉及内、外、妇、儿、眼、神志、食疗、皮肤、骨伤各种，并专门论述了灸法与药饵修合，可谓内疗外治，医药同炉，有着自己独特的医学思想体系。

《回回药方》所载的诊治手法体现了东西方不同的医学渊源，如"折伤门"，这是残卷中保留最完整的部分，其中所载治疗肩关节脱位的方法，既有著名的"希波克拉底氏法"，也有仿元代《永类钤方》与《世医得效方》的"杵撑坐凳法"，其他如"架梯法"及对压缩性脊椎骨折所采取的"俯卧位伸展复位"的整复方法，在正骨技术方面有重要意义。《回回药方》中的灸法治疗更别开生面，如以烙灸法为主体，采用多种器械，烧烙皮肤，令其破损，使体内恶毒排出，具有鲜明的阿拉伯医学特色，同时又采用中原汉医特有的艾灸法。叙述烙灸时出现了"风府"等穴名，表明其灸法已经不是阿拉伯医学的烧灸等法的原封移植，而是经过中国回医的吸收改造，发展成了中国回医学，成为中国医学体系的有机组成部分。

《回回药方》中所记载的一些临床实践在今天的医学体系中仍占有重要的地位。如"止血""清创"等软组织治疗方法，《药方》记述："将伤的一处离伤远处拴，此处要比别处要放高，令血来的力不能到处。拴的方法：从伤的一体稍远处拴，将带子伤处往后紧缩去，复缩回拴定，则血可止。"这种止血的方法，比后来法国阿巴莱发现的止血疗法早了近两百年。这也反映了盖伦的著作在当时不仅传入了中国，而且广泛用之临床且有发展。

值得注意的是，《回回药方》中的食疗部分在今天的营养保健方面仍有着很重要的现实意义。它所记载的"哈卢黎温速黎（即山葱造的醋）""含刺必木失真（即麝香汤方）""含刺必安只而（即无花果汤方）"等汤方有多种，《饮膳正要》中只载有无花果汤一种，这些汤方在今天的营养保健方面仍有很大的借鉴、利用的价值。

有的学者认为，《回回药方》的学术理论思想与四元三子七行说有关。其对于病因病机的论述，保留有体液病理学说，认为基本上是阿拉伯医学的滥觞。也有人着重从《药方》的病因病理等方面分析，认为从残卷中可以看出，回医对疾病的认识已经具备了理论的高度，有成熟的发病学理论。它不仅从气候、情志、饮食、劳作等方面来分析致病的外因，而且从体质、体内脏器及其功能，体内正常与非正常的物质（如血、湿等），来探讨病症发生的内在机制。可以说与中医的"三因"（内因、外因、不内外因）学说相似，水平也接近。有些方面，如治"腰子有沙""推腰子碎石出"等有关肾结石的认识和治疗，将健忘、半身不遂、口眼歪斜等症状与脑病相联系的认识，显然比同时代的中医学认识更为深刻。还有，《药方》残卷虽无"辨证"之名，却有相当的"辨证分型"的内容，如将黄证（黄疸）分为七型论治，卷二十二的"泻痢门"，有论有方，并以病因（风、黄水、咸、黑血），脏腑（脑、肝经、胆经、胃经、肠经），病因与脏腑相结合的三种方式，对泻痢进行辨证分型，既深入又细致，这些均体现了《回回药方》中具有成熟的"辨证理论体系"。

《回回药方》继承、消化了古代阿拉伯医学和中华传统医学丰富的基础理论和临床实践，是回医药学的重要总结，其所代表的回族医药文化已经成为中国传统医药文化的重要组成部分。

二、《海药本草》的贡献

《海药本草》为唐五代时李珣所著，是现存较早的回医学著作，有人则称它为回医学的基础。《鉴戒录》载"李珣，字德润，本蜀中，土生波斯"，据考证，李珣的祖籍应是波斯，是生于中土的回族人。《全唐诗》录其诗五十四首，《花间集》收其词三十七首。其先人在唐末战乱中流落，最后定居在四川五台，《茅亭客话》载："随僖宗入蜀，授率府率。"在盛唐五代时期，阿拉伯和中国之间最重要的交流是商业贸易，而对中医学影响最大的就是香药的进口。据史书记载，唐代时期在长安居住的回族"先民"就"多至四千余户"。当时的长安以朱雀街为界，街东是万年县，街西为长安县。长安县又有个西市，是当时最繁华的工商业区兼外贸中心，又被誉为"金市"，有人认为李珣祖上几代曾定居于长安西市一带，从事香药买卖，其香药店是当时最大的。

《海药本草》就是李珣总结其香药世家经营用药实践，并调查研究后所撰的中国回药物学的开拓性著作。其收药一百三十余味，其中注明产地的海药有九十六种，大多数来自波斯及南海诸地区。此书还反映了我国西南地区若干少数民族的民族医药，论述了大量古代西域输入和移植的南方栽培新药。虽然还不能把李珣的《海药本草》与回医学相等同，但海药之中确有不少来自波斯和阿拉伯，是回医药根基的一部分，对回医学的发展曾有积极的影响。有人指出，五代时期，在民族医药史上最突出的成就，应首推《海药本草》。据研究，其补充了《神农本草》《名医别录》《唐本草》《食疗本草》以及《本草拾遗》等的不足，纠正了前者的一些误记；在药物性能的认识上，《海药本草》也有所发展，如对药味有酸甘、咸涩、酸咸涩等提法，反映了回族药物学的鲜明特色，对中国的药物学研究有一定的贡献。由此可见，回族"先民"李珣等的《海药本草》是回医学的重要基础典籍。

三、《瑞竹堂经验方》的贡献

《瑞竹堂经验方》其作者为元代穆斯林沙图穆苏·萨谦斋，此书明代中叶以后在国内已经失传，书中许多验方却散见于国内外许多医学文献，只有两则原序及若干明清辑佚本及抄本分别在中国和日本有关部门及私家珍藏。中国回医研究院图书馆藏有清抄本及日本刊仿明刻本，特别是后者，分十五卷，每卷一门，集方三百余首，较四库本一百七十余首多出近一倍，可能更接近原帙。如果我们再参照其他辑佚本及有关文献，基本上可以窥见全豹。

《瑞竹堂经验方》编录了许多独特的理论与药方，用药的方法也较其他书籍不同。以日刊本为例，其卷一诸风门的第一首方，名为匀气散，用药则多沉香、青皮、香白芷、白术之类，特别是"澡洗药"，治一切风疾燥痒，药有茅香、藿香、苓苓香、香白芷等。"澡洗"即淋浴、淋洗之意，一种类似悬吊水桶沐浴的方式，是回族自古以来独特的传统习惯。凡是中国回族聚居区的每个清真寺内，特别是西北一带许多穆斯林家庭中，均有专用的"水方"和这种早期淋浴设备，有些地方甚至沿用至今。而当时的汉族和蒙古族等，均无此习惯。上述治疗方法可能是由回族的传统淋浴习惯发展而来，并推广流传于民间的。

再者如治急气疼方、治恶疮方、治疗疮方，在方名上即标明"海上方"等字样；又如，治紫癜风方等，还指明必须用"舶上硫磺"。还有的验方特别强调若不能严忌马、驴猪肉等，则"枉用此药"。它在许多方面与《海药本草》及《回回药方》有着千丝万缕的内在联系。由此可见，《瑞竹堂经验方》是中国回医学又一部重要的、对后世影响较大的临床医学著作。

四、《饮膳正要》的贡献

《饮膳正要》是我国第一部营养学及食疗方面的专著。作者忽思慧，是元仁宗延佑年间的饮膳太医，陈垣先生在《元西域人华化考》中认为他是回族人。元代是我国历史又一个民族大融合时期，大批"西域"人由于各种原因来到中原，促进了各民族间的交流。元代特别注意吸取各民族医学的精华，成立的回回药物院即是例证，故回医学在元代名盛一时。

在《元史》和《元典章》中"回回"一词指信奉伊斯兰教的民族。《饮膳正要》引用了许多以"回回"命名的药物，如回回豆子、回回葱、回回青、回回小油等。另外还记载了出自"回回地区"的药物，如必思答、马思答吉、咱夫兰、哈西泥等。

《饮膳正要》许多食疗配方以羊肉为主，是其一大特色。以《聚珍异馔》为例，其九十四方中有五十五方突出了羊肉的用量，尤其是各种香药与羊肉相佐，与回族人的饮食习惯十分符合。在一定程度上可以说，它汇集了东西方各民族的吃"羊"文化。在"饮酒避意"中强调"饮酒过度，丧生之源"。"乳母食意"中关于乳儿与乳母的说法也符合伊斯兰民族的卫生习俗。另外，它还坚持不用矿物药的配方原则，除极少数药方外，基本不用矿物药。在其卷二"诸般汤煎"中，记述了许多以中国传统药物为主，加以阿拉伯"舍里别"（即阿拉伯人擅长制作的糖浆）制成的汤剂，这些"东西合璧"的食疗佳品，亦说明了回医药膳食疗法是中国各民族同阿拉伯的医药饮食文化相融合的产物。

第二章
回医基本理论

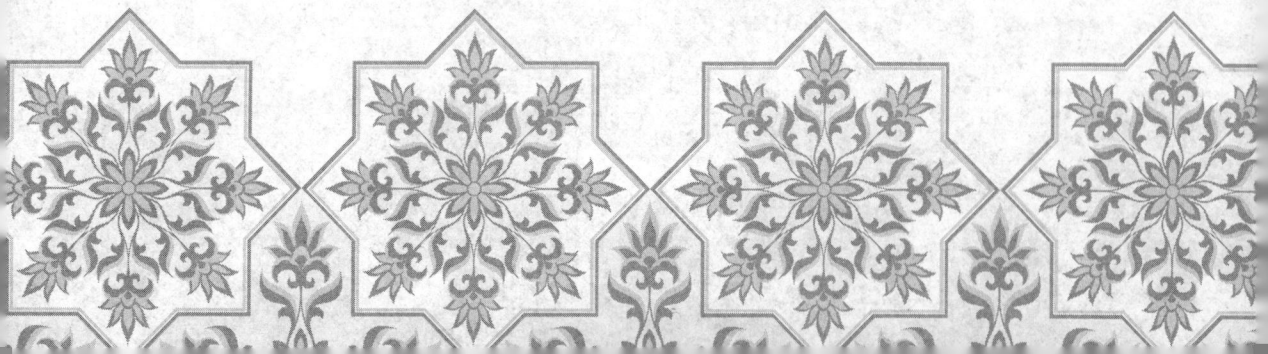

第一节　真一元气理论

一、真一流溢说

（一）真一的含义

真一是指独一的和真实的存在。是一个抽象而落在实处的概念，是一个对宗教、哲学思想的高度概括。具有唯一性、无限性、非体性及存在性等特质。

唯一性：真一是抽象的绝对的单一，而不是通常计数常用的"一"，绝对的独一而无对偶，有二则非真一之意。

无限性：真一正因为独一而能演化万物，亦即"执一含万""一本万殊"之意。

非体性：真一具有"非所从生、亦无从生、无相似、无往来、无始终、无处所、无时光、无抑扬、无开合、无依赖、无气质"等特质。

存在性：真一是真实存在的，是"无名天地之始，有名万物之母""惟兹实有"，与"空""无""玄"等有着本质的区别。

（二）真一流溢说

回医学思想体系最显著的特点是受伊斯兰教的影响而形成的"真一流溢"说，最早由伊斯兰医学大师拉齐提出，其理论来源于《古兰经》和《圣训》中有关章节的内容。

伊斯兰哲学思想认为：冥冥之中确实存在着一种超自然的力量，主宰着整个宇宙中的一切。这个超自然的力量、宇宙的主宰，伊斯兰教称之为"安拉"。

中国穆斯林称"安拉"为"真主"（意即真正意义上的主宰），西北的部分回族群体、维吾尔族和撒拉族等民族亦称"胡大"（源自波斯语译音）。

"真一流溢"学说认为真主创造了宇宙万物，而医学作用的对象是真主造化的人类，人（机体）是一个微观小宇宙，被真主造化的人是一个具有外在的血肉之躯和内在灵魂的统一体。回医学认为机体的生理及疾病所导致的病理变化皆在"真一流溢"范畴之中。

回医学承袭了伊斯兰医学大师拉齐和伊本·西那的"真一流溢"说，真一"隐于用，见于为，妙于理，形于象"。宇宙间一切万物皆系真一所派生以及演化而来。人被视为真一流溢创造的宇宙万物中最完美的生灵，因而对人的认识包含对精神以及人欲宇宙的整体关系内容。从而演化出数一（无极、元气）、阴阳、天地、四元三子、四液四性的人及万物的生理和病理体系。

二、 元气说

（一） 元气的含义

回医学认为，在宇宙没有形成以前的"先天"世界，充满一种混沌状态的物质，"中含妙质，是谓元气"。

在伊斯兰哲学中，"顿拉底"（溟渣）的概念与此类似，并引申为"第二实有""原动精神"，即"不得仅名之为气，而必名之曰元气"。"元者，一切精粹之所聚；气者，一切精粹所寓之器"。

（二） 元气的生化

元气"此为万物之本原，而载万里""乃天地万物之一粒种子"，所谓"有名万物之母者，即此"，并且"无不于此元气之所发露，而因之发露焉"。

当元气"发露"，开始"自然生化"，并形成"真一化育之事，皆由其代为发挥"。并成为"先天之末，后天之根"，这里说的"后天"即"后天形器"世界，也就是回医学常说的"大世界"（整个宇宙）和"小世界"（人体）。

具有生化能力的元气，不仅成为"后天形器"（物质）世界，一切有形无形事物的本原，而且从"承元妙化，首判阴阳"到"唯独人也，妙化天真"，元气统摄生生化化一贯到底。这里有著名哲理古诗为证："承元妙化，首判阴阳；阳舒阴敛，变为火水；火水相搏，爰生气土；气火外发，为天为星；土水内积，为地为海；高卑既定，庶类中生；故唯人也，妙合元真。"

第二节　动静理论

一、 动静的含义与事物属性的划分

（一） 动静的含义

元气自然生化的整个过程，只能通过不断地运动才能实现，而运动变化最大的和最突出的特征，集中体现于"动"与"静"两个方面。回医学认为，混沌元气开始生化，则"一动一不动，遂于其中有两分之象"。其"静"多"动"少者，谓之"阴"；"动"多"静"少者，谓之"阳"。也就是说，将这两种相反的运动方式及其相互作用，视为阴与阳本质性的内涵，同时把它们作为元气的广化，万物极其重要的连续性的运动过程。

（二） 事物动静属性的划分

回医学的阴阳观念，一方面来源于阿拉伯伊斯兰医学，在"元气"生化的基础上进一步发展；另一方面则吸收了中医学阴阳理论的部分观点。因而在把阴阳作为两种相辅相成的运动方式的描述中显得更为明确。动与静是阴阳范畴中一种，代表事物发展变化的一种属性，含有对立统一的概念。回医学理论中其变化最突出，集中体现于"动"与"静"两个方面。回医学将两种相反相辅的运动方式及其相互作用，视为重要的连续性的运动过程，突出了阴阳的动态特征。没有运动，就没有世界，更没有生生化化。

事物的属性也可以通过动静关系来划分。正如刘智所言："于其动者，谓之阳；于其不动者，谓之阴，此一气化而为两分之由来也。"王岱舆言："元始以来，静极而动，动极而静，一动一静，互为其根。"回医学以此立论，把"阴"概括为"动少静多"，把"阳"概括为"动多静少"。在论及"无形"与"有形"时，亦常言"有形动而无形静""有形静而无形动"，均立足于在动态过程中来区分阴和阳。所以，凡是运动的、向外的、升腾的、炽热的、明亮的、燃烧的、机能亢进的，都可以归于动的范畴；凡是静止的、内敛的、降坠的、寒冷的、昏暗的、凝滞的、机能衰败的，都可以归于静的范畴。

二、 动与静相互作用

（一） 动静对立

对立是辩证法的范畴，指对立面，亦即矛盾的双方，又指矛盾的斗争性，即对立面的互相排斥和否定。任何事物都是对立统一的，对立是指处于一个统一体的矛盾双方的互相排斥和否定。动静是阴阳学说中的一对范畴，具有相互对立性，表现为对立面之间具有相互排斥、相互否定的性质。动静的斗争性寓于动静的统一性之中。动静的对立性制约事物之间发展，维持其平衡。对立是统一体内部的斗争，在对立面的相互斗争中存在着双方的相互依存、相互渗透。斗争的结果导致双方的相互转化、相互过渡。动静的斗争性导致动静双方力量对比和相互关系不断变化，以致最终造成动静统一体的破裂，致使旧事物被新事物所取代。

动静对立是动静双方的互相排斥、互相斗争。二者的对立性是绝对的，如上与下、内与外、左与右、出与入、明与暗、虚与实。天地万物无不如此，但是动静对立双方又是相互克服、相推、相感的。相互克服和相推、相感是事物生成变化的内在根据，它推动着宇宙万物的新陈代谢，生生不息。动静双方的这种相互克服、相推、相感的关系，就是动静的对立斗争。没有斗争就没有事物的发生和变化，如四季交替、日来月往、昼夜轮回等。动静对立性即回医学理论当中动静的制约性。

（二） 动静平衡

所谓动静平衡是指动静双方在相互斗争、相互作用中处于大体均势的状态，即动静的相互协调、相互稳定的状态。动静双方虽然不断的处在相互对抗、相互排斥、相互作用的运动中，彼此之间随时发生着消长和转化，但动静双方仍然维持着相对稳定的结构关系。回医学中的动静平衡和中医学中的阴阳平衡类似，动静中有阴阳，而在中医学中动静本身也是阴阳平衡的一对范畴，其受到阿拉伯文化和古代哲学思想的影响，认为宇宙万物均是在动静变化中保持相对的平衡性，才能使万物周而复始，如果动静之间的稳定性也就是这种平衡性被打破，万物将走向灭亡，不会有春夏秋冬、四季轮回。保持动静之间的平衡性是建立事物发展的基本原则，动静的平衡即哲学意义中的运动是绝对的，而静止是相对的。

回医学吸收了中医学中阴阳"动静相召"的论述，充分肯定"成败倚伏，生乎动"和"动而不已，则变作矣"，以及关于运动是一切事物生长、衰败的内因，并认为连续不断的运动，必然造成大乱。只有运动协调，才能维护人体的平衡，才能健康长寿。提倡"外不劳于事，内不劳于形"，在治疗上亦主张阴阳的调和，重视人体内外稳态和顺的生态环境。在临床方面，治疗疾病也从疾病的动静关系出发，通过各种方法保持动静平衡，以达到治病求本的目的。

（三） 动静消长

回医学结合了阿拉伯医学和中医学的相关理论，用动静关系来说明万物之间的变化关系，认为真主所造化的万事万物中动静之间是可以相互变化的，动中有静，静中有动。而动静消长是其中的一种关系，动静消长是指对立互根的动静双方的量和比例不是一成不变的，而是处于不断地增长或消减的运动变化之中。在正常情况下，动静双方应是长而不偏盛，消而不偏衰，若超过了限度，出现了动静的偏盛或偏衰，是为异常的消长变化。如四时寒暑的正常更替，其机理就在于动静双方的对立制约所产生的消长变化：从冬至经春至夏，这个变化的过程，从阴阳角度讲是阳生而旺，阳制约阴而见阳长阴消；而从夏至经秋至冬则是阴生而盛，阴制约阳而见阴长阳消。但是，从动静之间的关系来讲，从春夏秋冬的轮回中蕴含了动的变化，由动再到某一季节相对静的变化。而静的变化最终发生动的变化，出现另外一个季节，就这样交替轮回。其他事物的发展变化也和四季交替一样，此起彼伏，消长变化。

以人体的生理功能对自然界动静变化的适应而言，昼日阳气盛，人体的生理功能也以兴奋为主，即动的作用凸显；夜间阴气盛，人体的生理功能也以抑制为主，主要以静为主，这时候人体的新陈代谢最低，耗能最少。从子夜一阳生，日中阳气隆，阳生则制约阴，故出现阳气渐盛而阴气渐消的变化，这时候静消动长；机体的生理功能由抑制转为兴奋，也所谓动为主；日中一阴生，静盛则制约动，机体则由兴奋转为抑制。前为动长静消的过程，后为静长动消的变化过程。

（四） 动静转化

动静转化，是指相互对立的动静双方，在一定条件下可各自向其对立面转化。此种转化，一般是指事物或现象总体属性的改变，即属动者在一定条件下可转变为属静，属静者在一定条件下也可转变为动。动静转化是动静双方运动变化的又一基本形式，一般在动静的消长变化发展到一定程度时发生。动静双方为什么能发生转化？事物和现象动静属性改变的内在根据和外在条件是什么？这正是回医学基础理论所要深入探索的问题。古人通过对自然界和人体内的各种事物和现象的观察和体验，已认识到事物或现象的动静属性的改变一般出现在其发展变化的极期阶段，即所谓"物极必反"。事物或现象的运动变化发展到了极点，即动静双方的消长变化发展到一定程度，其动静属性就会发生转化。如《素问·阴阳应象大论》说："重阴必阳，重阳必阴。"《灵枢·论疾诊尺》说："四时之变，寒暑之胜，重阴必阳，重阳必阴，故阴主寒，阳主热，故寒甚则热，热甚则寒。"其实，事物和现象的动静属性是相对而言的，说此事物或现象属阴，说明此事物或现象中的阴性成分占了较大的比例，并非说其只含阴性成分而不含阳性成分；说此事物或现象的动静属性为阳，也并非说其只含阳性成分而不含阴性成分。按照动静互藏互寓的基本规律，不可能有只含阴性成分或阳性成分的事物或现象，即便是有，也是被称为"孤阴""独阳"的不能发展变化的事物或现象。

动静双方发生转化的内在根据是动静的互藏互寓。静中寓动，静才有向动转化的可能性；动中藏静，动才有向静转化的可能性。静中寓动，其静的成分才能逐渐（或突然）转化为动的成分而表现为静消动长。当此静的事物或现象在其内部的动静消长与伴随的转化中，其静的成分仍然占较大的比例时，此事物或现象的动静属性仍属静。但若在其内部的动静消长与转化中，其动的成分多于静的成分而成为该事物或现象的主导成分，该事物或现象则属阳，此即所谓"静转化为动"，反之则"动转化为静"。因此，动静的互藏互寓是事物或现象动静属性转化的内在根据，而动静的消长运动及与此相伴的动静转化，是促使事物或现象总体动静属性转化的必要条件。动静转化与动静消长是密切相关的，动静的消长过程中寓有动静的转化，而动静的转化，又导致了动静的消长运动。如以四时寒暑的更替为例，由春温到夏热，从阴阳转化关系来看，阳长阴消与阴逐渐转化为阳相互伴随，发展到夏热之极点，就是向寒凉转化的起点，其后阳渐消而阴渐长，阳也逐渐转化为阴，秋凉到冬寒，阴长阳消与阳逐渐转化为阴相伴相随，发展到冬寒之极点，就是向温暖转化的起点，其后阴渐消而阳渐长，阴也逐渐转化为阳。如果从动静关系转化来看，春生夏长均蕴含着万物生机蓬勃发展，是为动多与静，表现为生机盎然，而动中有静，才有秋收冬藏的静的表现，此时静的成分为重，但仍是静中有动，如此往复循环，年复一年。

三、　动静理论在回医学中的应用

（一）人体组织结构的动静属性

回医学中动静不光在整个物质世界中存在互根、互化的作用，而且在人体组织结构中也有相互作用，通过动静关系使人体发生着各个阶段的变化。回医学认为人体是授于母宫的一点种子，是得父母交感之气而成。由于父之阳动而生水，水挟阳气而授于母；母之阴动而生火，火挟阴气而纳此一点于子宫。起初，阴阳交而水火聚，故凝结为一。当胚胎初化，于是一分为二，成为"清"与"浊"不同的形态。如同天地大世界的生化，元气首分阴阳"两仪"。可是在母体内这种特定的条件下，清阳与浊阴的运动总趋向，恰好与大世界相反，即清阳向内而浊阴发越。清者反藏于内，其浊者围于外。"本其二气"再分水火气土"四象"，"化为四液"即"黑红黄白"。回医学认为，胚胎一个月，黑红黄白四液形成，接着人身小世界陆续按照自己特有的运动方式，完成化育之功。

从人体的结构上可把人体分成：细胞、组织、器官、系统和人体五个层次。而组织结构中从细胞到形态都在运动变化中发展，维持人体的正常生理功能。细胞是人体结构的基本单位，细胞可分为细胞膜、细胞质和细胞核三部分。细胞膜主要由蛋白质、脂类和糖类构成，有保护细胞、维持细胞内部稳定性、控制细胞内外物质交换的作用。细胞质是细胞新陈代谢的中心，主要由水、蛋白质、核糖核酸、酶、电解质等组成，细胞质中还悬浮有各种细胞器。主要的细胞器有线粒体、内质网、溶酶体、中心体等。细胞核是遗传信息库，是细胞代谢和遗传的控制中心，由核膜围成，其内有核仁和染色质。染色质含有核酸和蛋白质，核酸是控制生物遗传的物质。人体内一些形态相似，结构、功能相同的细胞和细胞间质共同构成了组织，每种组织能够完成一定的机能。细胞与细胞之间利用膜的转化作用，发生能量的交换和细胞分裂，这个过程在阴阳五行理论中，把细胞膜外称为阳，细胞膜内称为阴，物质通过阴阳之间的转化，由细胞膜到细胞质再到细胞核，这个过程包含了动静的变化关系。能量的转化是个动的过程，而动中有静，静表现在细胞核暂时的稳定性，但静是相对的；反之，静中也有动，而动是无息的，绝对的。

组成人体的组织主要有四种：上皮组织、结缔组织、肌肉组织和神经组织。各种组织中的包含着成千上万的细胞，细胞中的遗传物质在人的生命中时时刻刻发生着细微的变化，而其所需要的能量来源于自身的细微物质和气的运化作用。四元三子所组成的七行之间的相互作用和四种液体的濡养，从而体现组织的变化，这在回医学中与"真一七行论"中的万物的变化从无到有，是独一的。

回医学的"四体液"，指的是黑液、红液、黄液、白液。人之始生，从一点种子分为清阳和浊阴以后，由于得到母宫的濡养，"清"与"浊"又各自两半，分成四个层次。这四层次是：最外一层，色黑属土；近于黑者，色红属风（气）；近于红者，色黄属火；居于里者，色白属水。四者均为人身血肉精气之本，各依其不同特性和运动方式，维护和发挥着人体正常的生理功能，故素有"小世界之为物，较大世界为愈精愈微"之说。

（二）　人体结构与功能的动静关系

人体结构的组成从细胞到系统，从结构到功能都蕴含在动静的互化过程中。回医学认为，"天地之间，唯人至贵，人体生命，心脑主宰，心者身之主，具众理，包万象"。《清真指南》言："心为身宰，通体百骸皆心之用也。"心脑灵敏之气，"触于目者成色，触于耳者成声，触于鼻者成嗅，触于口者成味"。心脑"乃心体之光明，虽居心内，实超心外""发于心思而应于物汇"，这与回医学"心者，五脏六腑之大主也"一脉相承。这段话是从心脑功能上来说明动静关系，

心脑的主宰作用，也是通过心脑与其他脏腑的协调和联系体现的。各个脏腑组织生理功能有机的总和才成为人体统一的整体生命活动。心有四腔，分别为左心房、左心室，右心房、右心室。通过对血液的汇集和泵出以支持其他脏腑的血供，所以整个心脏无论从功能还是从结构上来说都是主动的，但是动中藏着静，当血液从其他脏腑汇集在心脏中时在相对的时间里表现为静止状态，只是这一时间极为短暂。

脑与骨髓外有三层被膜包裹（外层硬膜，厚而坚韧，由胶原纤维组成；中层蛛网膜，薄而透明，呈疏松网状；内层软膜，有丰富的血管，具有营养作用）与现代医学研究较为贴近。由于受到时代的局限，回医学对脑、骨髓相连而组成的中枢、周围体窍及自主神经缺乏精确地描述。但从脑主调节"分泌布液"

"清泌纯净"的功能，已揭示出脑与四体液及其循环、代谢、营养关系十分密切。"细微血筋脉络"分布于周身各部，又具有较高的灵敏性，能接受刺激、传递信息和进行调节。故脑不仅是思维、意识活动的物质基础，又与精神情志活动相互关联。从脑的结构来讲，脑处于静止状态，但是大脑通过思维活动，作为人思维的"中央处理器"不断地接受和处理新的信息，完成各种肢体活动和思维意识，从动静关系上来说，大脑的思维过程是运动的，其在结构组成上是相对静止的。

无论是心脏还是大脑，甚至组成人体的其他脏腑，从结构和功能上，都蕴含着回医学中"动静"理论，用动静关系来说明四肢百骸、脏腑等结构和功能。

（三）病机变化的动与静

病机，"机者，要也、变也，病变所有出也"。疾病的发生、发展和变化，与患病机体的正气强弱和邪气性质、轻重、所侵犯的部位等密切相关。邪气侵入人体，正气必然奋起抗邪，正邪相互斗争，破坏人体阴阳的相对平衡，导致脏腑、经络的功能失调、气血津液代谢失常，并由此"内生五邪"，转移变化，引起全身或者局部形态、功能等损害，产生各种各样的病理改变。病机揭示疾病的发生、发展、变化以及转归的本质特点和规律，因此病机是分析病症的临床表现、诊断辨证、预防治疗的内在根据和理论基础。

病机的变化中蕴含回医学中动静关系变化，体现动中有静、静中含动的关系。回医学强调健康和疾病的发生，是由四元三子形成的平衡关系来决定的。分别表现为气、火、水、土"四行"为先天之气，三子之母也；木、金、活"三子"乃后天之气。在疾病发生过程中重视先天、后天的整体关系，来维持动静平衡。假如无木，则火不生，则当木未生之先，先天之火何复生；假如无金，则水不生，而四行相聚，实为后天木金之母。木金之子孕于水火，之后，适木即生，而木之力亦能助火，是则"子助母力"木能生火也；同样，适金即生，而金之力亦能助水，是则金能生水也。气火有积极向上、运动变化的属性，所以表现为动，而土、金则以静止的形式存在，木、活、水可以表现为运动也可变现为静止。疾病的发生是由健康到亚健康再到疾病的过程，这个过程的变化是动的表现，由量到质的变化，在某一阶段中变为静止，此时静中有动，只是在发展的过程动静之间的成分多少有所变化，谁占主导地位，就主要表现为某种形式。这种关系的变化主要为回医学治疗疾病奠定了基础，抓住动静关系在病机的中的变化，治疗疾病可达到事半功倍的效果。

（四） 诊断与辨证中的动与静

回医学认为人之后天性命形体，全赖体液气血濡养。气血四液正常内行脏腑脉络，外充皮毛，渗透肌肉，滋养筋骨，故百体平秘、运动无碍。气血体液无时无刻不停地流行循环，新陈代谢，通达合身，载理承性。然而，尘世纷杂，浊气横流，四液不仅有数量和质量的变化，而且受染于热、湿、疾、毒之浸，浊而有朽。气浊而息动，可以呼出，吐故纳新，体液朽而内浊，不可能经常排出浊液，换入新液，故体液受染。如不能及时调控，扬清抑浊，最易淹腐为浊湿、黑血、痰饮、浊风或黄水等异常体液、病理产物。正如《回回药方》卷三十言："半消之血流行至经脉，不得输布、凝聚郁滞，便成消渴、内蛊病。血淹于浊水，淤浊泛溢致病。其病理产物互相与异常四气。兼夹，流行沉淀，聚集致病。"

动静关系不光表现在疾病的发展过程中，在诊断和辨证中也有很重要的作用。回医学中讲的治病求本主要是维持人体原来的动静平衡。动静是关系的变化，是事物发生发展的动力，也是疾病发生发展的根本，维持好动静关系的协调发展成为治疗疾病的根本。在回医基础理论中讲到辨证论治，就是通过望、闻、问、切四诊收集病历资料，加以分析总结得出疾病在某一阶段表现的症状，把这个过程称为辨证。回医学接受了中医学的部分理论，总结出疾病的诊断和辨证同样用动静关系的变化来说明，对疾病的进行总结和分析，这个过程是动的形式，而某一段的表现则为相对静的状态，所以通过四元、三子关系的变化进行诊断和辨证的过程为动，得出的结论为静，但动和静的表现是可以相互转化的，不是单独存在的。

（五） 临床治疗中的动与静

回医常言，"人有七腑，每腑具四通之用，四通者，通食，通气，通血，通经络""人之有生也，饥则必食，寒则必衣，百物资其用"。脏腑以百物色味益养，"按人身五官百骸之动静、五脏六腑之阴阳，泻其有余，补其不足"，这就为临床治疗疾病指明了方向。回医学着重研究四元连续着的生化方式及其相互关系，并且认为"四行"为万有形色之宗元，世界上万物的生、长、盛、衰均受到"四元"的影响和作用。据《默瓦吉福》（格致全经）言："风以动之，火以发之，水以滋之，土以奠之。"认为水之功用为能滋润，以益生味（以益万物生长）；火之功用为能熏蒸，以助温暖；气之功用为能舒郁（即舒散郁结），以助活物；土之功用为能负载，以奠安处（以助稳定）。

以上理论均强调回医学在临床治疗疾病时以保持脏腑通调、四元之间的关系平衡为重。这种思路的产生可以用动静关系来说明，疾病的发生发展是从健康人群到亚健康人群再到疾病的过程，而健康是从疾病到亚健康再到健康的过程，临床治疗疾病体现的是健康产生的过程，这个过程是医护人员和患者及其家属等共同完成的，在转归过程中主要体现出"动"的关系，但这个过程在某一阶段是"静"的状态，所以临床治疗从静到动，需要一段时间，甚至很长的时间。人们往往观察到的是患者表现的现有的状态，多数以静的状态出现，而动是细微的，没有一定时间几乎看不出动的状态，动静关系的转化决定临床疗效，有正向的也有负向的。

第三节　七行理论

一、四元说

四元存在于自然生化中，表现为四类千变万化的运动形态。虽然说四元化而滋于万物，四行为万物之母，但绝不能把"四元"理解为人和万物的"基本物质"，或构成人类生命和宇宙大厦的"建筑材料"。

回医学着重研究四元连续着的生化方式及其相互关系，并且认为"四行"为万有形色之宗元，万物的生、长、盛、衰均受到"四元"的作用和影响。据《默瓦吉福》（格致全经）言："风以动之，火以发之，水以滋之，土以奠之。"认为水之功用为能滋润，以益生味（以益万物生长）；火之功用为能熏蒸，以助温暖；气之功用为能舒郁（即舒散郁结），以助活物；土之功用为能负载，以奠安处（以助稳定）。回医学关于"四元"的功能与属性，早在印度传统医学中亦有所反映，公元前4世纪左右，印度医学与希腊医学，通过阿拉伯医学作为中介而有一定的交流，原来固有的"三原质"学说受"四元""四体液"学说影响而变成"四大学说"，即地大以坚为性，能载万物；水大以润湿为性，能包容物；火大以暖为性，能成熟物；风大以动为性，能生长物。充分显示出地缘相近时文化（包括医学）传播过程中的弥散作用。这种弥散，有赖于交通的便利程度，以及民族文化、宗教等的相近程度，虽有影响大小之别，但总体呈现出融会、结合的态势。受回医学传入的影响，回医首次对"四元"说及其"四行"特性进行了介绍，这些介绍者中当首推中西汇通医家王宏翰。清康熙二十七年（1688年），在其《医学原始》中论道："其始有之物为元行，元行四，一曰土，二曰水，三曰气，四曰火，因之以为体而造物也。非独为体而已，既生之物，不依四行不能自成，不赖四行不能自养。如人一身，全赖四行会合所生，会合所成。身中温暖，蒸化食饮，令成血气，是用火行。身中脉络，出入嘘吸，调和内外，是用气行。身中四液，津润脏腑，以及百骸，是用水行。百体五内，受质成形，外资食物，草木血肉，是用土行也。"

（一）四元概念

阴阳化而为水、火，水得火则生气，火暴水则生土，是故水、火、气、土四元成也。"四元"又称四象、四气、四行、四奇行。所谓"四元"，说明它是同时成为一切有形物质（"形"）与无形事物（"色"），这两方面的"元宗"，即为万有形色之宗元也。

所谓"四行"，行是行动、运行，指运动不已，即自然界四种相互关联、相互作用、永不停止的运动过程。

所谓"四象"，象是指象征、现象，应包括有形运动的形象和无形运动的形象，即能够反映自然规律的四种动态形象的总称。

所谓"四奇行"，奇者单也，谓"四象"皆单自成"行"，而无配故也。"四奇行"出，天地定位。"天即气也，即水受火炽而上腾者也""地即土地，火与水相搏而存迹，以下坠者也"。

通过这些不同的命名，可从不同角度了解其内涵。四元，说明它是同时成为一切有形物质（形）与无形事物（色）这两个方面的"元宗"。四行，可理解为自然界四种相互关联，相互作用，永不停止的运动过程。四象，四者分别是有形运动和无形运动的象征和现象，也是反映自然规律的四种动态形象的总称。

（二） 四元分类与属性

"天地定位，而水火存于其中矣"，是由于"真阳之气外发而为天，真阴之质内敛而为地"。天，即气也，而气即水受火炽而上腾者，所以天定位上也，且包乎地。地，即土地，土即火与水搏而存迹以下坠者，此地之所以定位于下也。这就是天（气）、地（土）定位上下，分形于（土）内（气）外也，即天高地低，天外而地内。火无所著而附于天，飞扬散布，遂成日、月、星、辰之象；水性善下而附于地，高下坚泄流浸，遂成江、海、河、渎之形。总之，火之存迹下坠，而其清者上附于天，水之真阳上升，而其浊者下附于地。天地万物均因水、火交错而成。

四行附类，即理与象的依附。其性则各从其所生之"三子"而为位也。如得"活"性而生的，就依附于"气"，是因为活性生风；得"木"性所生的，依从于火，是因为木性生火；得"金"性所生的，依从于水，是因为金性生水；得"石"性所生的，依附于土，是因为石性生土。"皆因乎其本生之类，而其位自相属"，都是缘于它本生之类的性质、品位相近的缘故。

四气的方位，"每一行，各有一专注之位"，如"气位于东，而其行也，自东而西。土位于西，而其行也，自西而东。火位于南，而其行也，自南而北。水位于北，而其行也，自北而南"。又言："至于弥漫无隙之处，则四气互相搀入，而滚为一气矣。四者单行，则万物无自而生。四者相搀，则万物于兹而化育焉。"

回医学据此立论，同时又提出，南方为火之正位，北方为水之正位，东方为木之正位，西方为金之正位。前面已述，气之正位在东，为什么这里又提出木居其位呢？这是因为木之母为气，居于东。水中之真阳上升也，气虽不名于水，其实为"水之精""木之母"也，故其位不仅为气之正位，而为木之位。同样，土之正位在西，为什么金居其位呢？这是因为"金为土子"，金未生前，为其母之正位，专注于西；金即生后，而其子与母同宫矣，故为"子母同宫"。以元气学说为基础，以阴阳七行为理论框架的回医学，认为整个自然生化，从元气开始发露，经过六个连续运动过程，才化育而成人类，即"浑同品"（元气始觉有混沌之象），即此际位分；"起化品"，阴阳分；"广化品"，四象著（水、火、土、气"四元"出现）；"正位品"，天地定也；"蕃庶品"（通过金、木、活三子），万物生也；"成全品"，人类出也。"六品备，而元气之能事毕矣"。可见"四元三子，萃精而成人身。全体大用，毕聚而成人性"，有天地之后，万物始出，大成全品之果，即人。

（三）四元功能

自然生化过程中，元气分为阴阳以后，"四元三子"即"七行"开始形成，先贤刘智根据《默格索德》等名著，对此连续性的生化方式解释为：气火水土，谓之四元；金木活类，谓之三子；四元三子，谓之七行；七行分布，万汇生成。"四元"又称四象、四气、四行、四奇行，其内涵与希腊医学的"四元素说"名同而实异，与回医学"五行说"所代表的方位、时序也不尽相同。刘智曾说："阳化而为水、火；水得火则生气；火暴水则生土；是故水、火、土、气四象成焉。"

谈到"四行"的方位，每一行有专注之位。"气"位于"东"，"土"位于"西"，"火"位于"南"，"水"位于"北"，"至于弥漫无隙之处，则四气互相换入，而滚为一气矣"。因为，"四者单行，则万物无自而生。四者相换，则万物于兹而化育焉"，故曰"四行为万物之母"。它们与"四时"的关系："未有四气之先，空中无四时也。四时，即四气轮转流行而成者也。"流行至"东"方所专盛之气则其时为"春"；流行而至于"南"方所专盛之火，则其时为"夏"；流行至"西"方所专盛之土，则其时为"秋"；流行而至于"北"方所专盛之水，则其时为"冬"。因为气与火之流行以"发越"，春与夏也有"发越"之象；土与水之流行以"收藏"，秋与冬亦皆有"收藏"之义。"收藏之力尽，则发越之机又起。发越之机起于东方所专盛之气，又于兹而复始矣，此四时之所以往复也"。

"四气"更能集中反映回族先贤对其本质的概括，四气实指无时不有，无处不在，弥漫无隙，渊源于阴"静"阳"动"，而出现在自然生化中，四类千变万化的运动形态。从上述一系列名称中可以理解"万物于兹而化"或"四行为万物之母"，但绝不能理解为"四行"是人和万物的"基本物质"或构成人类生命和宇宙大厦的"建筑材料"。

二、 三子说

（一） 三子概念

"金、木、活"又称"三偶行"，为四奇行生化而成。天地定位，水火交错，大德所生，故称"三子"；其滋生万物，又称"三母"，既为精气所聚，又为纳载精气的实体。

（二） 三子的分类与属性

刘智《天方性理》言："金则善于定固者也，木则善于建立者也，活则善于运行者也。"三气无所不至，万类形色应造化之机而生生不息。在生理上，"四液"与"三子"同步运行，资生化育。"三子"以"四液"为根基，是构成生命机体的能量基础，也是进行生命活动不可缺乏的根源，三子，"其性则各所生之类而为位也"，如"得活性而有者，从风。得木性而有者，从火。得金性而有者，从水。得石性而有者，从土"。在正常生理状态下，协调和平衡体液内外环境的自我稳态，是维持人体正常生命活动的基本物质，在病理变化中，又是导致各种疾病的内在根源。

（三）三子的特征与功能

天地定位，水火交错，万物开始化育，首先形成"金""木""活"。它们是由"四元"配合而成：土与水合而生"金"；气与火而生"木"；水、火、气、土四者共合而生"活"类。从金、木、活三者在天地化育之中而言，称为"三子"。而当三者形成以后，万物莫不靠它们而资生，所以又称"三母"。在自然生化过程中，各类万物按照生成次序先后问世，并"以其胜者为名"。"金气胜名金"，五金矿石等一切无生物首先出现；"木气胜名木"，各种植物接着生长；"活气胜名鸟兽"，诸类动物才有条件发育成长。这只是从主流而言，其实金木活三者相互交错，三气无所不至。如"金气流行，山得之为玉石，水得之为蚌珠，土得之为五金之矿，鸟兽得之而成鸟兽之宝，草木得之而为草木之精，一切万物得之而各成其为坚、明、定、固也""木气流行，山得之生嘉植，水得之生萍藻，沃土得之生禾稼，瘠土得之生草毛。四植之中，禀土胜者为坚质，禀气胜者为中空，禀水胜者为繁花，禀火胜者多果实，而要皆得此木气以为化育者也""活气流行，生于山者为走兽，其形体与丘陵似；生于林者为飞禽，其羽与枝叶似；生于水者为鳞介，其鳞甲与水波似；生于土者为蛰虫，其形质与土壤似。四生之中，禀气、火胜者能飞，禀土、水胜者能走，禀气、土胜者性温，禀火、土胜者性烈，禀气、水胜者贪，禀水、火胜者性暴，而要皆得此活气以为化育者也"。可见，"无金则木不生，无木则鸟兽不育。抑万物之生，皆从地出，自下而上也。故金藏土中，木见土外，鸟兽则飞行于空。三者代天地之化育者也，故曰万物母"。

三、 回医七行与回医五行的关系

（一） 回医七行

天地万物与人从"真一流溢"开始，形成的伊斯兰医学理论与伊斯兰教的形而上学、宇宙学和哲学密切相关。其中伊斯兰一元论的宇宙观，在伊斯兰医学中占有重要地位，被视为医学理论的基础，不了解伊斯兰宇宙论，也就很难了解和理解伊斯兰医学。伊斯兰宇宙学并非实证的物理学的概括或地球物理学的深入发展，即现代宇宙结构学，而是伊斯兰为世人提供的象世宇宙，依此理解物质世界的表层而认识更高层次的精神世界。

现实世界的一切皆在"原型宇宙"世界中有其对应物。医学研究的对象是"人"，而阿拉伯伊斯兰医学将"人"看作存在的象征，是一个微观宇宙。传统的伊斯兰哲学把人体看作是灵魂的外延，它与精神和灵魂紧密相关，人被视为"真一流溢"创造的宇宙万物中最崇高、最完美的生灵。不仅是有血肉之躯的物质的人，也是有精神和灵魂的高尚的人。因而对人体的认识也包含大世界（宇宙自然）先天理化、后天形化和小世界（人身）先有形化、后有理化以及与"真一"相关的一元论宇宙观指导下的性理学说。这一学说亦是哲学、医学、心理学共同关注的课题。回医学承袭了这一理论，而且非常重视天人感应之说和精神疗法，以此将同源、同构，彼此"通然"的人与宇宙万有全盘构筑到"真一显化流行"这一形理整体系统模式中，并以此作为立论的基础和方法。

刘智用唯物的态度形象地说明了天地万物及人从元气开始的形成过程。叙述了大小世界、先天、后天及其相互关系。大世界分为先天、后天两大部分，并各有六个发展层次（六个品级），与此相应的是小世界，也先有六品有形之象，后有六品无形之理。大世界先天理化六品为：一不动品（体）、二初动品（用）、三主宰品（体与用）、四初命品（真理显）、五性命品（万理分）、六形气品（气象显）。即包括人性、物理、溟渣（元气）。大世界后天理化六品为：

一浑同品（元气）、二起化品（阴阳）、三广化品（四元）、四正位品（天地）、五蕃庶品（三子）、六成全品（活类）。包括气、象、形、质、金石、草木、人类等。小世界先有形化六品，依次为：一元始品、二孳生品（胚胎）、三变化品（四本）、四形成品（表里）、五定质品（体窍）、六显露品（灵活）。包括人生元始、清浊、四液、身心、体窍、灵活等。小世界后有理化六品为：一坚定性、二长性（发育）、三觉性（运动、知觉）、四气性（爱分爱憎）、五灵性（本质）、六继性。这里需要指出的是，小世界之形虽后于天地，小于天地，但小世界之理却先于天地，广于天地。作为小世界起点的种子，乃"先天性理所余而成为溟渣者也"，阿拉伯哲学中"顿拉底"的概念与此类似。而天地万物与人从"真一"及其化理"元气"在时间和空间上形成的过程中，由"一化而二"出现成对的概念，如大世界与小世界、天与地、先天与后天、性与理、体与用、有形与无形等，皆由比它们高一级的一个概念分化而来，就它们的归宿而言，又都要再回到比它们高一级的概念，即"合二为一"，这是从"真一显化流行之秩序"，从"一"到"万"再到"一"的辩证发展过程，体现了"真一之全体大用"，表现了宇宙运动的因果性。正如王岱舆《清真大学》所言："因人乃阴阳之根本，出自无形，生于诸有，阐于后天，包罗始终，是为万物之果子。"从而为"真一七行论"的确立和继续展开，提供了有力的哲学理论依据。

中世纪阿拉伯伊斯兰医学家、哲学家拉齐承袭了源自希腊自然哲学和伊斯兰哲学内涵，概括性提出了真一七行雏形，即四元三子，谓之七行；七行分布，万汇生成。依此解释"四元"连续运动的生化方式，回族学者诸如刘智、王岱舆、马注等对此皆有深入论述。回医学理论体系，正是根据这些理论，以人天浑同的主张为核心，以元气学说为基础，以阴阳七行为理论框架，汲取调和了古代东西两大文化遗产而成。安迪光先生曾把这一人体与宇宙整体性及其相互关系的医学理论概括为"真一七行论"。元气，阿拉伯哲学中"顿拉底"（溟渣）的概念与此类似，乃是自然生化过程发生、发展的原因和"第一物质、万有之始"，并贯穿整个生化过程的始终。元气在生命的整个发生、发展过程中，发挥着统摄和原动力的作用，被喻为"第二实有""原动精神"，并且所涉及的领域是多方面的，而不是指哪一具体"物质"。

这里也反映了回医学对古希腊医学的吸收和改造，以及与东方文化和中医学的有机结合。当古代西方学者锲而不舍地在有形的物质世界寻找自然本原的时候，中国的回族先民们却已承袭了中国古代，特别是回医学的思维方式和概念，把自然看成是一个无限的运动过程，运用"真一七行论"及其演化规律，深刻地阐述了人身"小世界"与宇宙"大世界"这一自然过程的无限性、运行性及其所表现的形象、气象等，为我们认识自然和人类自身的生命运动过程开拓了崭新的思路，从而为东西合璧的回医学体系奠定了理论基础。

（二） 回医五行论

回医五行，是中国传统五行学说在回医方面的运用。五行，是指金、木、水、火、土五类物质的运动，它是用来阐释事物之间相互关系的抽象概念，具有广泛的含义，并非仅指五种具体物质本身。五行学说是以五种物质的功能属性来归纳事物或现象的属性，并以五者之间的相互滋生、相互制约来论述和推演事物或现象之间的相互关系及运动变化规律。五行学说在回医学的应用，主要是以五行的特性来分析研究机体的脏腑、经络、生理功能的五行属性和相互关系，并阐释它们在病理情况下的相互影响。

五行属性的归类，主要用于概括人体及其与自然界多种事物或现象在属性上的某些内在联系。例如以五行特点来比象说明五脏的某些生理功能特点，如木性条达曲直，有生发之特点，而肝性柔和舒畅且主疏泄，又主升发之气，故肝属木；火为阳热之象，有上炎之性，而心为阳脏主动，心阳有温煦作用，故心属火；土为万物之母，有生化、长养万物之特性，而脾能运化水谷精微，为气血生化之源，后天之本，故脾属土；金有清肃，收敛特性，而肺主呼吸，主肃降，故肺属金；水有湿润下行之特性，而肾能藏精，主人体水液代谢之调节并能使废水下行排出体外，故肾主水。回医学把人与自然的这种关系称之为"天人相应"，五行学说则把人体脏腑形体和自然界相类似的有关事物，分别归属于五行系统，从而说明人体五脏系统和自然界同类事物之间，存在着相互通应、相互影响的关系。并且系统与系统之间存在着相互促进和相互制约的关系，从而说明脏腑间客观存在的某些生理联系，用以解释某些病理现象，并指导疾病的诊断和治疗。例如，脾属土，故与五官之"口"、情志之"思"以及季节之"长夏"、气候之"湿"，不仅存在着某些生理上的内在联系，而且在病理上也能得到某些反映和验证。

五行，即木、火、土、金、水五种物质及其运动变化。五行中"五"是指木、火、土、金、水五种构成世界的基本物质或基本元素；"行"是指这五种物质的运动变化及其相互联系。如《尚书·周书·洪范》疏曰："言五者，各有才干也。谓之行者，若在天，则为五气流行；在地，世所行用也。"

回医学虽然对中医学主张的"五行生克说"持否定态度，但回族先贤认为：四气为失天之气，三子乃后天之气，"盖五行生克之理，清真造化之根。生克谓之后天，造化谓之先天"。但这里引出"气为水之精""气为木之母""金为土之子""子母同宫"以及"活性生风""木性生火""金性生水，石性生土""木、金、活为四元之子"等，为"七行"后天化育之机。反映了"四元""四行""三子"的相互关系及其制化的理论，与回医学中的"五行学说"内容，既一脉相承，又同中有异，各具所长。

第三章
体液禀赋病证学说

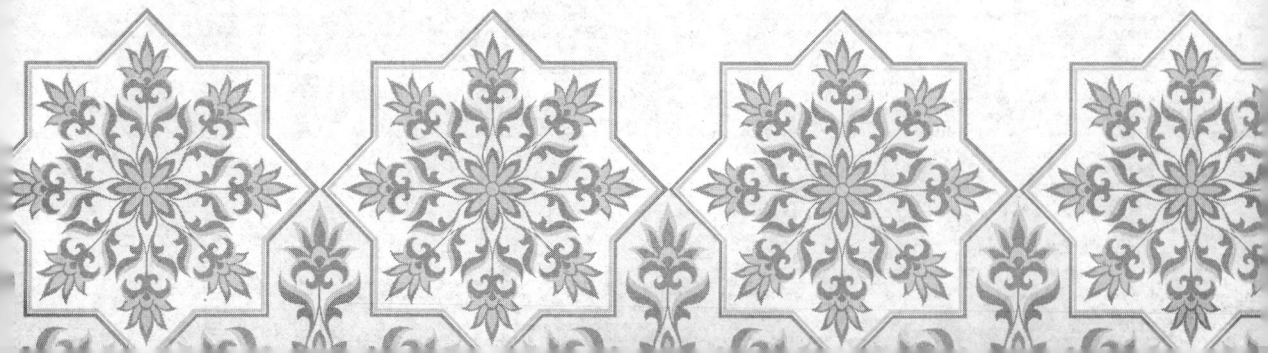

第一节　四液学说

一、　四液概念

四液也即四体液，人体是由血液、黑胆汁、黄胆汁、黏液四种体液按比例组合而成，四液体比例的不同，决定了人体的生理特点和疾病性质。

四液体学说始于古希腊的自然科学家恩培多克勒（约公元前450年），认为人体由四元构成，四元构成比例的不同，决定了人体结构的差异，并导致心理上的差异。其后被医学之父希波克拉底（约公元前400年）发展为人体四液学说，从盖伦到伊本·西那都遵循了这一学说。体液论是西方古代医学理论的基石，对西方医学和阿拉伯医学的发展均有过较大的影响，西方传统医学广泛用于论述人体生理、病理，在19世纪细菌理论建立之前，它一直占据着西方医学理论的主导地位。回医学形成的过程中沿用了这一理论，并成为回医学基础理论核心内容之一。

二、　四液的基本功能

（一）红液质的功能

红液质，为生命活动的主要物质，是一种红色的浊中稍清的液体。味略甘咸、性湿、偏热，主要分布在骨髓与肝脏，通过心脏跳动及血管扩张而循环于全身，补充人体消耗的能量；与肺中吸入的新鲜空气结合，传送至人体各部位，以满足人体的生理需求，并能把在生化运动中产生的废物和污浊气体，通过肺、肾、膀胱、皮肤汗腺等组织器官排出体外。

红液质是用自身湿润的热量，维持人体正常温度，生化输布能量，缓解疲劳，并能把人体正常生命活动过程中的其他体液传送至相应的部位。其功能与属性类似于"四元"中的"气"，故被称为是"气"在人体的形色及载理实体。

（二）黑液质的功能

黑液质，是一种色黑、味酸苦而混浊的液体，性干（燥）、偏寒。它能形成沉淀，保持各组织器官的形体和重量，限制黄液质和白液质过盛，防止其他体质液偏离自己的生化运动途径而扩散，并能保存营养物质。为骨髓、软组织、筋脉等干寒组织器官输送营养物质时起到特殊的作用。

黑液质位于脾脏，故对脾、胃等消化功能能产生一定影响。有增强胃及肠道的消化吸收功能，还能通过刺激敏感的组织器官，优化人体的液体。其功能与属性类似于"四元"中的"土"。故被称为是"土"在人体的形色与载理的实体。

（三）黄液质的功能

黄液质，是一种淡黄稍浊、味极苦的液体，性热、偏干。形成于肝脏，聚于胆囊变浓，主要参与消化。通过胆道滴进肠管，能分解脂肪，促进消化吸收，并能刺激肠道，加快肠道蠕动及废物的排泄。有阻滞部分有毒物质、分解和降低毒素的功能。稀释黄液中的血液成分。通过自身的热与运动，调节促进血液成分中的红液、白液、黑液不断运动，输送至人体最细微之处，并且有防止其凝固、振奋精神与增强体力的功能。其功能与属性类似于"四元"中的"火"，故被称为是"火"在人体的形色及载理实体。

（四）白液质的功能

白液质，是由摄入人体的营养物及湿性物质产生的，聚于人体各个器官组织最小单位间的清澈液体，遍布全身，性寒、偏湿。它通过自身的湿润性及营养物质，在其范围内除供给营养外，还能防止类似"火""土"的热性、干性物质破坏其体液，引起人体的异常变化。能使像黄液质一样形成沉淀的体液不断流通，有疏通、稀释体液输布全身，防止淤阻的作用。心包、胸腔、关节腔中的清液亦为白液质成分。对摩擦、刺激起润滑、缓解作用。白液质能使人体保持湿润状态，当人体内营养不足或失血、排汗、尿量过多时，白液质就会进入血液，补充并能把与其流动的黄液、红液、黑液成分中的营养物输送至人体非常细小的部位，将物质与能量代谢中产生的废物，通过循环排出体外。其功能与属性类似于"四元"中的"水"，故被称为是"水"在人体的形色及载理实体。

三、　四液在人体生理病理中的应用

（一）　红液质的作用

红液质偏多的人为红液体质。此类体质的人，肌肤光洁，身体较好，肥瘦适度，身轻骨坚，舌面稍红，尿色偏红，睡眠较好。

（二）　黑液质的作用

黑液质偏多的人为黑液体质。黑液质参与感知、记忆等思维活动，此类体质的人，眼球、舌面稍黑或偏青，脉慢、细、紧，尿色偏于赤黄或清。

（三）　黄液质的作用

黄液质偏多的人为黄液体质。此类体质的人，通常精力充沛，好辩喜争，情绪激动易怒，体轻形瘦，眼红、舌面稍黄，少眠易醒，嗜呼声粗，尿色偏黄，脉细、弦、快、紧。

（四）　白液质的作用

白液质又被称为是未成熟和必要时会变成血液的"生血"，白液质偏多的人为白液体质。此类体质的人，眼球、舌面较白，体胖、稳重、嗜睡，睡时口角有涎水，脉大、慢（宽、迟、松），多尿色白。

由此可见，四体液质为人身血肉精气之本，倘若四液质比例失调，盛衰变异，即发生疾病。但在正常生理演化过程中，也有所谓老年人多黑液质；中年人多黄液质；少年多红液质，儿童多白液质；以及男人多黑黄液质；女人多红白液质等生理差异。

第二节　四性学说

一、　四性概念

四性，即冷、热、干、润。

主要用于阐明各种人、物或现象的自然界属性，四性本于四元而成。在回医学中四性理论主要用于阐释人体的禀性和药物的属性，以指导临床诊断和药物的应用。

二、　四性分类

根据四性的程度分析药物的属性，如《回回药方》卷十二言："腽肭脐禀性，第三等类至第四等上热，第二等上燥。"指明了该药，禀性热燥，而热最为显著，兼夹的燥性轻微。同时，提示该药最适宜用于治疗禀性衰败质水性寒湿偏盛的病证。同样，在论述药方时，《回回药方》也遵循四性微显说，如卷三十言"大西阿答里徒西方"时说明，"凡因冷因润改动禀气，用之得济"，就是说，此方禀性热燥，主治禀性衰败寒湿偏盛的病证，用之最为有效。

三、　四性在人体生理病理中的应用

人体"四性"，又称"四素"，在正常生理情况下，称为"四禀性"。它不但决定机体的反应性，且为某些疾病的致病因素。"四性"与"四液"协同，调控人体的正常温度和湿度，抵御内外环境的各种干扰和刺激，有助于保持机体的正常生化代谢。"四性"与"四液"发生异常或致病因素刺激持久，"四素"冲动增强，寒热或干湿调节失衡，又得不到自身的良好的代偿，就会破坏机体

的适应性反应，发生病理变化而患病。

（一）禀性热者

"热素"易动，能加速湿热代谢过程。在一定范围内，能帮助机体保持恒定的温热环境，维持机体的生化代谢。一旦"热素"冲动，调节温热代谢过程的反应性发生障碍，机体易发生炎性反应，迫血耗精，体液滞留沉淀，易形成"热病质"，亦为"热疾根源"。初见口渴，喜冷饮，面红目赤，身热烦躁，便秘，尿短赤，舌红苔黄，脉滑数，继则发热不退，或口舌生疮，或口苦，黄疸，或胸闷咳喘，痰多黄稠，或脘腹胀满疼痛，或尿血淋痛，或癫狂。

（二）禀性冷者

"寒素"易静，能延缓湿热代谢过程，以保存热能，在一定范畴内，能帮助机体保持内部环境低温代谢。一旦"寒素"凝滞，适应性反应迟钝，影响寒热代谢过程，能量释放调节障碍，身体失于温煦，脏腑组织功能衰败，动力减弱，体液代谢阻滞，易形成"寒病质"，亦为"冷疾根源"。初见口不渴，喜热饮，面自身冷，肢寒背凉，便溏，尿清长，舌淡苔白，脉沉迟。继则脘腹冷痛，下利清谷，或面浮肢肿，小便不利，体弱肢冷，腰膝酸软，骨节疼痛。

（三）禀性干者

"干素"收敛，能调节机体温度，保持体液平衡，维护正常生化代谢。一旦"干素"异常收敛，耗损湿液，影响脏腑组织正常的生化环境，干湿代谢适应性反应障碍，体液枯涸又得不到及时补偿就会形成"干病质"，亦为"干疾根源"。初见口干咽燥，舌干少津，便干尿少，继则皮肤干涩、粗糙，毛发干枯不荣，肌肉消瘦，干咳痰少，脉细数。

（四）禀性湿者

"湿素"濡润浸渗，能调节机体湿润度，使之干湿相宜，维护正常的生化代谢，保持足够的体液输布功能。一旦"湿素"异常泛溢，壅阻气道，体液淤滞，输布代谢不及，适应性反应发生障碍，就会形成"湿病质"，亦为"湿疾根源"。初见身重头晕，胸闷气喘，痰多涎多，脘腹胀满，呕恶，或肿胀或骨肢酸楚，妇女白带量多，肌肤麻木不仁，或黄疸，舌胖苔腻，脉濡或滑软。

"四病质"又称"四疾根源"，皆为异常的病理禀性。根据《回回药方》所言，皆为"禀性衰败"。每一类"禀性"都有其功能和证候的差异，对致病因素刺激的耐受性、反应性和适应性不同，因而各具病态发生、发展、演化和诊治的规律。据此就可分析"四性"的生理功能和病理变化。

第三节　四气学说

一、四气概念

四气，即寒（水）、热（火）、燥（土）、湿（气）。是自然界四种不同的气候变化。

气性本于气质，而气质又本风、火、水、土四行。四气与四元的关系是：先天水火，原属同宫。火以水为主，水以火为原。故寒热，实为人身之水火，元气阴阳动静化育者。水以之气，一动一静，即阴阳之气。故寒热为水火之化也，火就燥、水流湿、水气寒、火气热。寒博则燥生，热烁则燥成；热蒸则湿动，寒郁则湿凝；寒热能化育燥湿，燥湿因水火而化，故水、火、寒、热为先天之气，土、气、燥、湿为后天之用。

二、四气的基本内容

（一）四气流行

四气流行，若从"地"至"天"而动，其次序依此为，燥（土）、湿（气）、寒（水）、热（火）。《天方性理》言："四际之气，每自上而下，以为培育万物之动，从未有自下而上者也。"这是指四气的育化功能而言，而按四性四际分空而言，其际位应是："近于地者，温际；上于温者，湿际；再上者，冷际；近天者，热际。"在四性际位流行次序中，特别应明白表述的是："温际之气，不行于湿际；冷际之气，不行于热际。"这是因为燥与湿，冷与热是其相反的性质，不能共处于同一际位中，也就是说有冷，就无热，有燥（温际），则无润（湿际）。冷，只能与润或燥同在一际位或混合。

（二）单行与相搀

四气在纯净空际单行，而无互相搀入之势时，温际属土，其气和平；湿际属水，其气稍凉；寒际属风，其气肃冽；热际属火，其气炎热。而当四气开始流行化生万物时，四性必须互相搀入，而无纯空际位。如"温际"实为地中积阳之气，悠然而上，又近于地，常在流行时夹土成燥，此际实为"燥际"属土；湿际为什么又属水？因其湿为水化，水流湿，湿际流行中必趁借水火之间流行的"风"才能成湿，故湿际实际又属风也。在流行过程中，冷实际上也就不属风了。冷际流行若无风，冷寒之气郁而不宣，则凝而成湿，故冷际应属湿。正如《天方性理》言："四者单行，则万物无自而生。四物相搀，则万物于兹而化育焉。"又言"四际之气，皆万物之所仰藉，而因时各得以自正其性命者也"，又"四际（性），承天养地之弱膜也"。

（三）四时成于四行，四气分属四季

回族诗谣云，"四气流通，岁时以成"，"未有四气之先，空中无四时也。四时，即四气轮转流行而成者也"。在此之前，我们已经熟知了，气为春、火为夏、土为秋、水为冬。之所以有四气流行而成四季，"盖气与火之流行，以发越为流行者也。故其为时也，春与夏，亦皆有发越之象；土与水之流行，以收藏为流行者也。故其为时也，秋与冬，亦皆有收藏之义"。因"气火上达，故春夏则万物生。土水下达，故秋冬则万物息"。然而，"抑知宇宙内，为理为形，皆真一直贯而洋溢者乎？"四际、四时皆人为地分序划际，其实"四气者，一之流行而为对待者也。四时者，一之对待而为流行者也。洋洋乎活泼。而不胶于一定，而又何理象之必分而二之也乎？"

（四）积阳之气与四性（际）

"四性盖本风火水土四行之所结，撰而有者也"。空中自地至天有四际四性，而其流行者非本际本性而为，其"升而上之"之力，全靠"地中积阳之气"，盖地中积阳之气，乃日所冲射而入者"积蓄而成"。"时而上升也，有仅至于温际者，有过温际而至于湿际、至于冷际、至于热际者，其所升之高下不同，故而为尘、为雾、为云、为雨、为雹、为沙、为流星、为慧孛"。

其气升腾有浮游而上，有直射而上，其中直射而上者，又有悠然而上，有奋激而上。"此足以见化物错综之妙。"在人亦是如此，只不过"积阳之气"在"脑"而不在"地中"。故通达周身，疏通气血的经脉，有手三阳经直通于脑，而下达于手足三阳经从脑而沟通至足，其他手三阴经、足三阴经循次或悠然，或奋激通脑达胸至腹，内属脏腑，外连筋骨肌肉便是。其病机，有待于通达"脑"与四性、四液的流行变化而进一步探讨之。

（五）四气的转化

在先天四气的化合流行中，先于气者风（湿），次于气者火（热），次于火者水（寒），次于水者土（燥），化合流次于土就是终点。

然而，物极必反，燥土极而转向影响水，则水不能布津宣液，燥与寒水凝结聚合，化生出燥金。燥金又吸收火的炽热，迫火下降，这时气湿随着火的降势，而先入于燥土之中，孕育木开始生长。此时四气之中便有木生金鸣，木具生发之性，金有坚定之性。盖先天后天，承流宣化更适合于四气之感，而飞扬生活之气生焉，从而便产生了地（大）中积阳之气。四气四性流行宣化，功著显迹，"其性则各从其所生之类而为位也。得活性而有者，从风。得木性而有者，从火。得金性而有者，从水。得石性而有者，从土。皆因乎其本生之类，而其位自相属"，天地自然如此，人之生命体无不与之一致也。

（六）　四气生克

回医学中四气（火气水土）与性（热寒湿燥）以及与四体液之间的相互滋生、相互制约的关系有：全生、全克、半生、半克。

回医学认为，五行生克乘侮，"仅知其用，而不知其体也。盖五行生克之理，清真造化之根。生克谓之后天，造化谓之先天，先天有根，然后后天有理"。而回医学认为四行的全生：水得火则生气，火暴水则生土。是故水、火、气、土"四象"成焉，又名"四元"。因其为人身四类千变万化的运动形态和万有形色（包括四性、四液）之宗元，也是先天成化的结果。然后，本地水之凝结，而得乎气、火之变化而成"金"，本气、火之施授，而得乎地、水之滋培而成"木"，本气、火、水、土四者之凑合而生"活"类。在自然生化过程中，万类形色应造化之机而生生不息，万物遵循一定生成次序先后问世。但当"三子"在天地化育中形成之后，万物莫不靠它而滋生，所以又称"三母"。虽"金生于土"，然而其半生为火，火之存迹而坠落者；半生为水，水为阴之所化，于其不动，故其"凝""定"为坚固者，金之所以凝结"定固者也"。虽"木生于水"，然而其半生为气，气即水之妙化而升腾者；半生为火，火为阳之所化，于其动者，故其"升""动"施授，木之所以长养"善于建立者也"。

在四性与四液之间的相互滋生、相互制约关系中亦有半生、半克规律。如燥热与湿热，虽为"克"，热生热，为半生，但性的另一半是燥克湿，即为半克。而寒湿与热燥，就是全克。在血液中，如白液质为水，其性的一半为湿，制约其黄液质为火，其性的一半为燥。从白液质而言，水克火，为全克；但从性而言，湿半克燥。又如白液质水性湿，滋生黑液质土性寒，即为半生关系。黄液质火性燥，滋生黑液质土性燥，亦是半生关系。黄液质火性热半克黑液质土性寒等。有时在两种体液之间，即有半生，同时也有半克，如白液质水，其性寒湿，与红液质气，其性热湿的关系，即有寒与热的半克，又有湿与湿的半生。

根据四性以及四液的这些生克规律，运用于诊疗疾病时，除了注重引起病变的体液本身质与性的变化外，还应考虑与本体液有关的，或存在半生、半克关系的相关体液的质与性，并在治疗时相应调整其关系。

三、 四气在人体生理病理中的应用

（一） 病理转化

禀性衰败质水性寒之人，虽有寒湿、寒燥之变，但最易湿化。湿固为湿，即燥亦必化湿，而禀性衰败湿寒证最为常见。禀性衰败质火性热之人，虽有热，热燥之变，但最易化燥。燥固为燥，即湿亦必化燥，而禀性衰败热燥证最为常见。依此，禀性衰败质气（风）性湿之人，最易见化热，禀性衰败湿热证最为常见；禀性衰败质土性燥之人，最易化寒，禀性衰败燥寒证最为常见。但也不能就此认为上述四大禀性衰败就不能依此伏藏寒燥、热湿、湿寒、燥热等证。

《回回药方》卷十二言："马竹尼海撒而方（恺撒舐剂）能治暗风（禀性衰败风质湿性病人），左瘫右痪证候。又冷根源（发病又为寒湿证），心跳证候。日久发热，胃经痛，气窄，因润（湿化）盛或饱满发噎，用之皆得济。"又"马竹尼谟八的卢里米咱只方，能治禀气冷者，改至热（使禀性衰败质水性寒之病证，通过治疗，使之成为禀性衰败质火性热之人，以利原发病的恢复）等便是"。

（二） 四气显级

回医学将四性按其微显的不同程度，大致分做四个等级。第一等是最轻微的，第四等是最显著的。并将其运用于表述人体生理病理态势上。

禀性衰败湿盛者。若湿证最为显著，多在第三等至第四等上，而与之最易夹杂混合的热证或寒证，只能居于二等、一等。同样，禀性衰败燥盛者，若燥证最为显著，多在三等至四等，而与之最易夹杂混合的寒证或热证，只能居于二等、一等。

根据四气的微显程度诊治疾病。如患者面色苍白，形体肥胖，肌肉松软，性情沉静，动作迟缓，嗜睡，小便清长，舌质淡，舌苔白，脉迟等，便考虑该患者为禀性衰败质水性寒湿偏盛。寒证最显著，在第三等至第四等，而湿证兼杂，仅在第二等。治疗时，据此除了重用温补肺肾，温阳祛寒（益火消阴）的方药，还要佐以少量消除湿浊的药。这也正是回医"利水（湿）通阳"，也有益于加强除寒湿之功效，以便"改动冷的禀性"，使之康复。

第四节　体质禀赋学说

一、　体质禀赋概念

体质禀赋是指在人的生命过程中，逐渐形成的在形态结构、生理功能、物质代谢和性格心理方面，综合的、固有的一些特质，主要是说明生命活动的差异性或者特殊性。涵盖了人先天就具备的生命特征，包含了形、神两个方面。体质偏于构成生命的物质及其相应的功能，也即形态结构和生理功能，禀赋偏于生命活动和精神活动，也即物质代谢和性格、思维、心理、情绪等。

二、　体质禀赋分类

（一）天人合一

根据中世纪阿拉伯伊斯兰哲学与医学著述以及中国明清回族学者汉文译著，提出："人之本性，乃无极样式；此身之本质，即太极之证明；首园象天，所以轻清者上升，属阳也；足方象地，所以重浊者下降，属阴也。五脏按五行，通身类万物。其行止知觉，虽由无极之性灵，孳生百骸，固出太极之本质，然其生死穷通安危得失，概不由本性本体所能自专。即此便知，无极虽受真主之命代理乾坤万物，其生死贵贱之权，必不由无极太极所能自主也。"

人与宇宙同源、同构，演化而为一的"真一"，内涵妙质——元气。元气"广化"万物，又为"载理"（性、智）实体，元气，初始化育"爱分性智"，其资质内含"性"和"智"两种特性。从"人生元始，一点种子"胚胎发育开始，"智"是有为的性格，有喜动的机制；而"性"则是有安定的性格，保持不动，于是出现二分之象。"智"所余化而为"阳"；"性"所余化而为"阴"。此阴阳之根，起于"性""智"之所余。

从"四元三子，萃精而成人身。全体大用，毕聚而成人性"，人体仿佛一个小世界，"性""智"就是这个世界的主宰，与人形影不离，相伴终生。四体液质均为人身血肉精气之本，又是人体形色、"性""智"的载体。其"有形"之液质的清浊、多寡与形色资质特性，决定着每个人的"无形"体质禀性。

（二）性智本原

回医学认为，从"无形"的元气到万物形色的生成，从"有形"的种子资质到生命过程的演化，反映了"大世界"从"无形"到"有形"；小世界（人身）从"有形"到"无形"的见解。这种从"无"到"有"，从"有"到"无"的生生不息的自然生化过程，均是"无形"与"有形"的微不足道的资质——"性""智"决定的。而中含"性""智"的资质是肉眼看不见，以有限感官无法感觉到的"无形"物，并以依附于元气化育的四体液为载体。这一认识既不同于当时盛行的宋明理学家们所认为的"性""智"在事物之外的主张，亦不同于古希腊有关"原子论"和"灵气学派"的物质结构理论。

回医学，正是吸纳了"人之所以然的概念就是性（智）""物之所以然的概念就是理""性者，根于大命中之性而起，人之所以然""理者，根于大命中之智而起，物之所以然也"。性和智被认为是人和物的最直接的根据和本原，世界万物（包括人身）来自先天的性理。性理处在"大世界"（宇宙）先天之品中的第五品位。性理，也即"性""智"却处在"小世界"（人）浑同品之中的第一品位。即先天性理所余化而成为淀渣（顿拉底）——元气，"中含妙质"在胚胎之先、种子授藏阶段。

（三）性智与禀性

禀赋"性""智"与生俱来，与命共生、共存。"智"的基本特征是思想、意志、信念、情感、智能和知识。"性"有"真性"与"禀性",《清真指南》说:"性有二等:一曰真性;二曰生性。真性与命同源,乃仁、义、礼、智之性。"故真性也是至善的,是人的本性,生性因形始具,其乃水、火、风、土之性。四气与真性相杂的理,称为"禀性"。若进一步探讨,"禀性"又有"质""气"之分。因性有水、火、气、土之不同,所以"气"有冷、热、干、湿之别;因质有清浊、昏明、滑涩不同,所以"质"有善恶、静动、刚柔之别。

先天禀赋之气有清与浊,人皆各因先天禀赋之气而以为安勉,而以为浅深。"清之中有至清焉""其气以风胜。清矣,而不得其清之至焉""其气以水胜。清矣,而又居乎其清之次焉""其气以火胜。清之数居其十之一二,浊之数居其十之八九","其气以土胜"。

三、 体质禀赋在人体生理病理中的应用

体质禀赋具有相对的稳定性,所以体质禀赋决定着生命形态物质结构、生理功能和精神活动,从而具有遗传性。但是,体质禀赋也具有一定范围内的动态可变性、可调性。正因为相对的可变、可调性,所以后天的生活、饮食习惯,行为活动,外部环境因素等,都会导致体质禀赋发生变化。

疾病是人体生命过程中的不良反应,疾病多出现在不良体质、明显偏颇体质中。如高血压、糖尿病、支气管哮喘等疾病,通常都有比较明显的家族史,在一个家族里面,可以有多个类似疾病的患者。这些疾病本身不具有遗传性,但是因为这个家族的先天禀赋有共性,会出现体质遗传,使得他们对这些疾病具有非常高的易感性。

体质禀赋的特性可以为临床诊治疾病提供依据,因不同体质的人,对不同的疾病具有不同的易感性。治疗要因人而异,有的放矢,体现个体差异。

体质禀赋学是回医学中认识生命、认识人体、认识疾病、制定治疗原则和维护健康的一种方法学。

第四章

脏　器

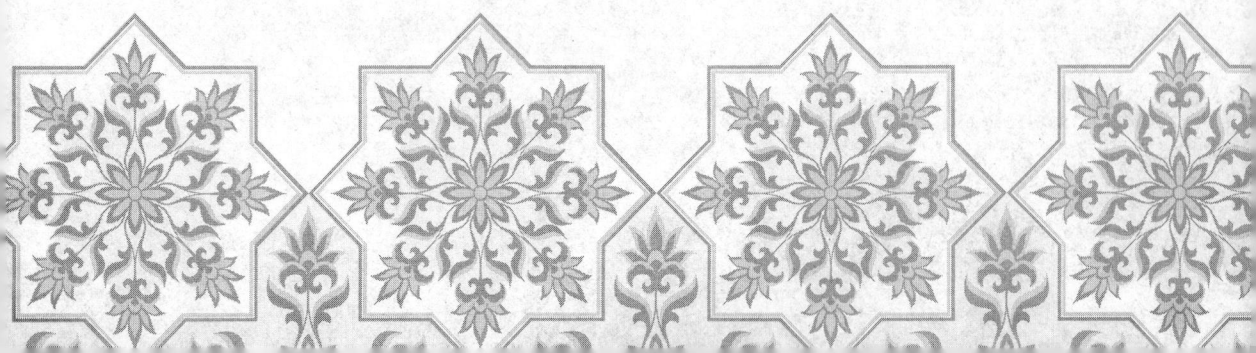

第一节　脏器分类

一、回医脏象理论概述

回医学对于人体组织结构的认识，既承袭了阿拉伯伊斯兰医学的解剖学知识，又与伊斯兰一元论宇宙观密切相关。认为任何自然物体皆是由形式（"形式因"）和质料（"质料因"）所构成。

回医学将人看作是存在的象征，为微观宇宙。正如《清真指南》言："人极至贵，与天地合德，日月合明，四时台序，鬼神合聪，包色妙，括有无，配阴阳，罗万象。"又言，"人之形体如天地，照察如日月，变幻如阴阳，生长如草木，知觉如飞行，灵明如天仙"。认为人是真主创造的宇宙万物中最高级的生灵，"人极大全，无美不备"，人不只是血肉之躯的物质的人，也是有精神和灵魂的高尚的人，人乃万物之精华。

回医学以运动的观点来认识人体这一客体的各种运动形式，进而把全部生命组织放在宇宙运动和相互关系之中，既认识人体脏腑、经络、体液、质性、筋骨、体窍、气血等组织成分的个别功能，又认识到这些不同的生理功能的相互联系、相互影响以及与宇宙自然的相互关系，从而构成回医学的脏象理论。

回医学虽源于中世纪兴盛的伊斯兰医学，比较完整地概括和描述脏器的各种功能，同时因受中医学的影响和时代的局限，把大脑神经的部分功能分司于五脏。通过长期和大量的临床实践认识到，以心脑为主宰的五脏，与某些情态活动相互关联。为此，回医学将阿拉伯伊斯兰医学对"脑"的研究成果与中医学"心主神明"，五脏"各有所司"的理论巧妙地结合，于是形成了五脏性情司属说。

回医学的脏象理论将人体脏器分为主脏、大脏和小脏三类。其中主脏为脑，大脏为心、肺、脾、肝、肾和胃肠，小脏为胆、膀胱、胞宫和骨。

二、 回医脏象理论特点

（一） 心脑为主宰

回医学认为"天地之间，唯人至贵"，人体生命由心脑主宰，"心者身之主，具众理，包万象"。《清真指南》言："心为身宰，通体百骸皆心之用也。"心脑灵敏之气，"触于目者成色，触于耳者成声，触于鼻者成嗅，触于口者成味"。心脑"乃心体之光明，虽内，实超心外""发于心思而应于物汇"。这与中医学"心者，五脏六腑之大主也"的观点一脉相承。

心脑的主宰作用，也是通过心脑与其他脏腑的协调和联系体现的。各个脏腑组织生理功能有机的总和才成为人体统一的整体生命活动。

回医学研究认识到，脑与骨髓外有三层被膜包裹（外层硬膜，厚而坚韧，由胶原纤维组成；中层蛛网膜，薄而透明，呈疏松网状；内层软膜，有丰富的血管，具有营养作用），这与现代医学研究较为贴近。由于受到时代的局限，对脑、骨髓相连而组成的中枢、周围体窍及自主神经的生理功能缺乏精确地描述。但从"脑"主持调节"分泌布液""清泌纯净"的功能，已揭示出"脑"与四体液及其循环、代谢、营养关系十分密切。"细微血筋脉络"分布于周身各部，又具有较高的灵敏性，能够接受刺激、传递信息、进行调节。所以，"脑"不仅是思维、意识活动的物质基础，又与精神情志活动相互关联。

（二） 五脏质性

《清真指南》言："真主用五土以造化人之形体，在外为色，在内为性，用而为情。"又言："因土能生万有之物，人能阐万有之理；土虽卑而任者鸾，人虽微而寄非轻。"

由于宇宙育化，始于"真一"，从真一"五源"（黏土、阳光、水润、时令、气候）配制而成微生物，由元气"微粒子"（嘿扒安·蒲苏兰）化而为二。一为发光物，即"米奈·努尔"，属开放型（法蒂哈），为阳性，在天育为日、月、星、晨，在人育为四性；二为隐光物，即"伊兰·祖鲁妈提"，属封闭型（哈蒂目），为阴性，在天育为雨、雾、风、云，在人身育为四液。宇宙与人体皆由"气"到"物"，由"物"到"质"（罕白提），由"质"到"象"（阿耶提），由"象"到"理"（米恼·赫尔德利）。所以，天地合而万物生，阴阳接而变化起。人身脏腑组织"乃阴阳之合，变化成体"。

人体因"土"而成，因"土"能生物、长物、养物、润物、发物、成物、储物，"土为万物之基""土具二十八德"，包括五性、五气（养气、灵气、动气、换气、正气）、五发（发本、发茹、发苪、发液、发殖）、五保（保质、保色、保昧、保果、保成）、五常（常定、常青、常滋、常长、常熟）和三真〔真原、真态、真族（基因不变）〕。人类属万物之土生土长，源于土，长于土，活于土，归于土，一切赖土。因土内有泌汁，有气流，有黏液，有温化，有膏脂，有松弛，有籽粒，有粉末。

土之五性：胶性，能黏，保持并维护机体成形稳固，使之不涣不散；蒸性，能发，保持并维护机体正常生长发育，使之不枯不萎；湿性，能裸，保持并维护机体生长成熟所需温度，使之不热不凉；润性，能滋，保持并维护机体适量湿度，使之不干不湿；柔性，疏软，保持并维护机体自由运转，屈伸，使之不滞不僵。

杜文秀《古兰释义8000题》认为："土者能寄万物之任，蕴万物之精，发万物之华，成万物之实。"人体百骸不同之形态，脏腑体用不同之性情，皆由"土"生，"复从火风水土造化色相之本体，而后形骸全。"

心取南方之土而成。因南方属火、土色赤、性燥，其情热，其声洪。故心主火而应夏，其位南，于身为舌而言发。

肝取东方之土而成。因东方属木、土色青、性柔，其情长，其声和。故肝主木而应春，其位东，于身为筋而力生。

肾取北方之土而成，因北方属水、土色黑、性弱，其情活，其声悠。故肾主水而应冬，其位北，于身为耳而听闻。

肺取西方之土而成，因西方属金、土色白、性刚，其情短，其声厉，故肺主金而应秋，其位西，于身为鼻而气通。

脾取中央之土而成，因中央属土、土色黄、性浊，其情深，其声沉，故脾主土而应四季，其位中，于身为形而色润。

故五脏成分，属性不同，色性用情有别，功能各异。

（三）五脏益养

回医理论言："人有七腑，每腑具四通之用，四通者，通食，通气，通血，通经络。""人之有生也，饥则必食，寒则必衣，百物资其用"。脏腑以百物色味益养，"按人身五官百骸之动静、五脏六腑之阴阳，泻其有余，补其不足"。

在论及五脏益养关系时，认为："力生于肝而养于肾，其萃在爪；气生于肺而养于脾，其候在鼻；听通于肾而养于肺，其聪在耳；色润于脾而养于心，其征在唇；言出于心而养于肝，其苗在舌。"

在论及五脏与五官，内外涵应时，认为："人身之内各分其职，万有之物各从其类。有万物不可无五官，有五官不可少万物。""身有五官，外应万物，内函万理"。故天地万物色、音、味、香、谷以滋生涵养，使五脏"灾伤疾患得蒙治疗，老赢癃残成登寿域"。

五色以丽其观，入目者色，青以娱肝，自以娱肺，黄以娱脾，赤以娱心，黑以娱肾。

五音以和其性，入耳者声，角音和肝，商音和肺，官音和脾，徵音和心，羽音和肾。

五味以调其质，入口者味，酸以益肝，辛以益肺，甘以益脾，苦以益心，咸以益肾。

五香以透其窍，入窍者香，悠以醒肝，远以醒肺，甜以醒脾，清以醒心，浓以醒肾。

五谷欲以养其体，入腹者食，草谷性平而养脾，其益肌；木谷性和而养肝，其益筋；藤谷性温而养肺，其益气；肉谷性暖而养心，其益血；水谷性热而养肾，其益精。

（四）五脏气机

气乃真一溢化，"天地合气，万物自生"。回医学认为，气是育化人体的基本物质，人体的气是一种活动力很强的精微粒子，它的运动促进了生命活动，流行全身，无处不到。杜文秀《古兰释义八千题》言："气为天地合阴阳接变化起之后，在宇宙间存在的有生无象、有体无形，有知无数，有动无律，有声无色，来去无拘之物。"但气有各种不同的名称和功用，如元气"不得仅名之为气，而必名之曰元气也。元者，一切精粹之所聚。气者，一切精粹所寓之器"。元气，又有先天之气和后天之气；先天元气"无色无象之妙，至此而终"；后天元气"有色有象之迹，于此而始""人与其人之性，物与其物之理，无不于此元气之所发露，而因之以发露焉"。先天之化，尽于溟渣（顿亚）；后天之气，尽于三子（金、木、活之气）。气与理性的关系是，理之为物也，动少而静多；气之为物也，动多而静少，故气动而理静，气著而理隐。

气在生命的整个发生、发展的过程中发挥统摄和原动的作用。气在人体不同的脏腑组织和不同的运动过程中有不同的名称：以肾为名的生命运动的发生过程，其气名为发生之气（生殖之气）；以肝为名的生命运动的调控过程，其气名为调和之气；以心为名的生命运动的动力过程，其气名为元宗之气；以脾为名的生命运动的演化过程，其气名为谷养之气；以肺为名的生命运动的传送过程，其气名为呼吸之气；以脑为名的运动的"纳通"过程，其气名为灵敏之气；以胆为名的生命运动的纯净过程，其气名为升发之气，还有各脏腑经脉之气。正如宋杨士瀛《仁斋直指方》所言："人以气为主，一息不运则机缄穷，一毫不续则穿垠判。阴阳之所以升降者，气也；血脉之所以流行者，亦气也。营卫之所以转运者，气也；五脏六腑之所以相养相生者，亦此气也。盛则盈，衰则虚；顺则平，逆则病。"

（五）　五脏精气结聚

脏腑者，既为一切自然的知能，运气、土、水、火四行精粹之所聚，又为一切有形精粹之物（髓、血、精、液质）所寓之器。脏腑组织所聚无形之气和所寓有形之物，又是四大体液的主要来源。

精、气、血、髓、液营运的机能活动，都是脏腑相互配合施化的。这种协调互利的关系，即为脏腑皆有气，藏气者肺也；脏腑皆有精，藏精者肾也；脏腑皆有血，主血者心也。这种在功能上各有所司，而在整体上又相互配合的认识，对于认识生命体的复杂变化，无疑有着举纲张目的作用。

脏腑精气含载风、火、水、土四气，其在身也，暖属火、气属风、血属水、肌属土。肌藏血，血藏气，气藏火。呼则神爽，吸则神远，气通则生，气闭则死。与中医学所述略有不同，心生血、脾主血、肝藏血，血一处不行，则一处不润，肺主气，脾养气，肾纳气，肺以通气，肾以泄气，心以役气，肝以生气，气一处不周，则一处不灵。故命为火而血为水，气为风而身为上。

回医学认为气机动静、升降出入的运动过程，即动静相召，上下相临，阴阳相错，而变由生也，气机动静、升降出入、体用配合的气化活动，是生命存在的特征。在人体的脏腑组织中，还有肺的传送功能，肾的发生功能，肝的调控功能，心的动力功能，脾的演化功能，以及六腑的降浊升清功能，经络系统的输布传导功能，四液质及精髓、血，在体内的上下循环、内外传输功能，均表明整个生命机能，如生长、发育、应激、免疫、呼吸、消化、生殖等，都是在气化机能的基础上产生的。气化正常，就体现为正常的生命活动，气化不足，便表现出生命活动的异常，则产生疾病。

三、　中医藏象学说

中医学中"藏象"一词，始见于《素问·六节藏象论》。"藏"是指隐藏于体内的内脏；"象"是指可以从外部察知的现象、征象。所谓"藏象"，是指藏于体内的内脏所表现于外的生理、病理现象及相通应的自然界事物和现象。明代张介宾《类经·藏象类》注云："象，形象也。藏居于内，形见于外，故曰藏象。"藏象学说是研究人体脏腑器官的形态结构、物质基础和生理功能、病理变化、相互关系，以及与外界环境相互联系的理论。藏象学说是回医学特有的关于人体生理病理的系统理论，也是回医理论体系的核心内容，是临床各科辨证论治的理论基础。

中医学认为，脏腑是人体内脏的总称。中医的藏象学说根据脏腑的生理功能特点及其形态结构，将人体内脏分为五脏、六腑和奇恒之腑三类。五脏，即心、肺、脾、肝、肾。六腑，即胆、胃、小肠、大肠、膀胱、三焦。奇恒之腑，即脑、髓、骨、脉、胆、女子胞。

五脏与六腑的区别主要在于：一是功能不同，五脏主化生和贮藏精气，其特点是藏而不泻，满而不能实；六腑主受盛和传化水谷，其特点是泻而不藏，实而不能满。二是五脏藏神，神志活动归属于五脏，如心藏神、肺藏魄、脾藏意、肝藏魂、肾藏志；心在志为喜、肺在志为悲（忧）、脾在志为思、肝在志为怒、肾在志为恐等，而六腑除胆以外，均与神志活动无关。三是形态有别，五脏多为被精气充满的实体性器官，故贮藏精气；六腑多为中空性器官，故传化水谷。四是脏主腑从，藏象学说以五脏为中心，六腑从属于五脏。在论述脏腑生理功能及病理变化时，多详于脏而略于腑。

第二节　主脏

一、脑为主脏

回医学的脏象理论认为人体脏器中主脏为脑，其对"脑"的探索与元、明两代传人的伊斯兰医学四体液理论和生理解剖学有关，其中，"脑主灵机记性"说和"天方脑科"的传入曾对中国医学文化传统产生了新鲜和长期的刺激。

回族民间流传至今的若干典籍，如《密尔索德》（《道行推原》）、《麦格索德》(《研真经》)、《默瓦吉福》(《格致全经》)皆把脑与经脉、脑之三维结构、脑心理、脑病理提到主宰和调节生命思维活动的高度论述。

二、 脑的生理功能

（一） 纳有形于无形， 通无形于有形

刘智的《天方性理》言，"一身之体窍，皆脏腑之所关合，而其最有关合；晶身之体窍者，唯脑。盖脏腑之所关合者，不过各有所司，而脑则总司其关合者也。脑者，心之灵气，与身之精气，相为缔结而化焉者也。其为用也，纳有形于无形，通无形于有形，是为百脉之总原，而百体之知觉运动皆赖焉"。"脑"统帅思维情志活动，为五脏元气发露之机，与经脉联系，主司神经思维活动，主宰和调节人体的生理活动。这也反映了回医学将人体的思维情感活动与脏腑组织的生理活动合为一体的观点，是将对人体结构的研究与生命过程的研究相结合的典范，是认识观与过程论的相互补充。所以，人体形色造化之机才协调有序，生生不息。

"纳有形于无形"：凡目之所视，耳之所闻，心之所知，皆由外感觉器官接纳有形色的感知，通过相联系的经脉，将所感知的形象传递到大脑内感觉，经大脑内感觉"无形"的联想、分析、思考、记忆和想象能力，收纳而藏于内，故"脑"有收纳之功能。

"通无形于有形"：因脑寓有"无形"之"总觉之德"，且依靠经脉与人体内外、上下、左右贯通联系，以尽厥职、发挥作用。

经泳色蕊通至于耳，则耳得总觉之力而能听；经脉通至于口鼻，则口鼻得总觉之力，而口知味、鼻知臭，经脉自脑通至于周身，则通身得其总觉之力。如通至于四肢则能屈伸，通至于手则能持物，通至于足则能行步，通至于肌肤，则知痛痒。包括各脏腑器官的生理功能和相互协调运动，亦不能不赖于脑。

脑得其养，不仅上述外感觉和内感觉能力增强。而且心之灵明，肝之决断，脾之思虑，肾之深谋，肺之豁达的能力也为之加倍。脑失其养，而五脏之力皆

减。这也说明，脑与脏腑之精气相为缔结而化，故脑又有"通使"的作用，这就是"通无形于有形"。

经脉是以血管、神经、体液为物质基础，以脑为"百脉之会"的运输、传导、调节系统。其"通"于"纳"的传输作用，是循环系统、神经系统、体液系统机能的综合表现。"通"是大脑皮层沿经脉的特殊模式扩延的结果，是信息的传递。"纳"是外围信息传递到大脑皮层上所引起的"总觉之力"。"通"是"纳"的客观（有形）依据；"纳"是"通"的主观（无形）映象。在"通""纳"的过程中，经脉传感最敏感的除了神经系统，就是体液。而在体液中最敏感的是清澈的液质，如白液质，依次为黄液质、红液质和黑液质。

（二） 脑与知觉、 运动

回医学对脑与"知觉"、脑与"运动"的论述，始见于刘智《天方性理·知觉显著图说》："知觉之为物也，其用十；五寓于外，五寓于内。寓于外者，视、听、尝、臭、触也，寄之于耳、目、口、鼻、肢体。寓于内者，曰总觉、曰想、曰虑、曰断、曰记，其位总不离于脑。"并且明确指出："总觉者，总统内外一切知觉。而百体皆资之以觉者也，其位寓于脑前。想者，于其已得之故，而追想之，以应总觉之应也，其位次子总觉之后。虑者，即其所想而审度其是非可否也，其位寓于脑中。断者，灵明果决而直断其所虑之宜然者也，其位次于虑后。记者，于凡内外之一切所见所闻所知所觉，而含藏之不失也，其位寓于脑后。"

在论及"脑"与"运动"时说："运动者，因其知觉之所至，而运动以应之。"即因其寓于内外之知觉传至于心脑，而产生"运""督"之力，立刻指示肢体产生"动""役"之力于运动以应之。并且提出，运与动"有督力焉，有役力焉"两种。"督"寓于心（脑）所以起"运"者也，"役"寓于肢体，所以应"督""运"而成其"动"者也，所以，运动、知觉"其位总不离于脑"。

（三） 脑与元气

脑为髓海，又为元神之府，元气在生命的整个发生、发展过程中的统摄作用，又由脑代为发挥。各个脏腑器官机能才能得以发露，而各个脏腑器官生命运动的动力、发生、控调、传送、演化过程，均以元气和以元气妙育的脑为根本。直接影响着个体生命的各个机能（营养力、生长力、生殖力）。如促进新陈代谢和机体生长发育，支配神经、体液的正常反射能力，维护肢体平衡与运动，主宰和调节生理生化活动等。

（四）脑心理

1. 心性相合

回医学认为，"人也者，真宰全体大用毕聚于其中，以自然而然之知能，运气、土、水、火四行之精粹，阅四十晨而其身始成，表里体窍无不与世界所有相印合"。人，不仅是"生物之人""万物之灵"，而且是"社会之子"。人具心、性、身三品。正如刘智《天方性理》所言："人之身，统括一切所有之身；人之心，包总一切所有之心；人之性，浑含一切所有之性。""自先天之理论之，人之所以为人，乃一切理气之种""自后天之理论之，人之所以为人，乃一切理气之果"，亦"先天之种，后天之果"。

人之性情与心脑、禀性关系极为密切。社会及自然界的形形色色动态刺激作为一种信息，作用于人，首先是通过人体的感受器即眼、耳、鼻、舌、身而感受的。按照各种刺激的具体内容，转成特定的神经冲动，再通过内感受器而传入心脑——中枢神经系统。这种传入的冲动，不仅引起"四性""四液"的生理性反应，而且还有心脑、禀性的不同反应，即显现出纷繁的情绪色彩。

回医学认为，"心之十情，相合于性之十德"，即五为外照，视、听、言、嗅、触，"是谓五觉，分于心而发于表"；五为内照、忆、虑、记、悟、总觉，"是谓五力，分于智而寓于脑。"

心有七层，而其情有十，即喜、怒、爱、恶、哀、乐、忧、欲、望、惧。

心、脑、性、情，既相互对应，而又相互影响。人所表现的愉快、忧愁、赞叹、激愤、愤怒、恐惧、爱慕、憎恶等情绪或情感，是内外感觉系统对现实世界的各种反应形式，是人对现实形形色色的事物和社会欲求而产生的体验。那些能满足需要或适合社会欲求的对象，通过内外照应、表里感觉和心脑反应，就会引起肯定的情绪体验，如满意、愉快、喜悦等；反之，那些不能满足需要或不适合社会欲求的对象，就会引起否定的情绪体验，如不满意、痛苦、忧愁、恐惧、愤怒、仇恨等。这就是"心性相应"对人的生理及心理影响。

2. 心脑相映

在情绪与情感的生理反应中，视、听、言、嗅、触"五觉"，虽"分于心而发于表"，但所引起的忆、虑、记、悟、总觉之"五力"，皆要"分于智而寓之于脑"。所以"脑"司总觉之力，占主要地位，起主导作用。

凡目之所视、耳之所听、鼻之所嗅，皆要通过经络"纳有形于无形"受印于"脑"。"脑"总司其周身之体窍，对接受的外界刺激"通无形于有形"产生相应的反应，役使其相应的骨骼、肌肉、脏腑、四液发生适应性表现。情绪、意志等心脑精神活动，必将"分于心而发于表"，在肢体行动上反映出来。或手舞足蹈，或呆若木鸡，或惊慌失措，或泰然自若等。亦必将在体窍面肌表情上表现出来，如喜、怒、哀、悲、忧、思；亦必将在"德行"上反映出来，如欲、望、虑、悟、惧、忆等。

情志活动，除得到四大体液的巩固，还与内外感觉复合的条件性和非条件性反应有关。而且，在形成情感和感觉表现时，内脏器官也要受到冲动。这种冲动不仅是受役于"脑"的影响，同时受"相为缔结"的内脏所属的感受器官（肝外应于目，脾外应于口，肺外应于鼻，肾外应于耳）的冲动。这就是心脑相映、相互影响。

（五）回医的脑生理

回医认为，脑居颅内与脊髓相通，由髓汇集而成，故《素问·五脏生成》说："诸髓者，皆属于脑。"《灵枢·海论》也说："脑为髓之海。"

1. 脑的主要功能

脑具有主宰生命活动、主管精神思维和主持感觉运动的功能。

（1）主宰生命活动

脑系生命活动的中枢，统领人体的一切生命活动，诸如心搏、呼吸、吞咽、排泄二便等生理活动，均由脑所主宰和调节。《素问·禁刺论》说："刺头，中脑户，入脑，立死。"足以说明回医学已经发现了脑在人体生命活动中的重要地位。脑能主宰全身，则脏腑组织得其所主，各司其职，协调配合，表现为生命力旺盛，健康无恙。若大脑有病，则脏腑组织失其所主，功能紊乱，生命活动障碍而诸病起，甚则生命活动终止。

（2）主管精神思维

《素问·脉要精微论》说："头者，精明之府。"头指颅脑。明代李时珍《本草纲目》中提出"脑为元神之府"，清代王清任在《医林改错》中更明确指出："灵机记性不在心而在脑。"说明回医学已认识到脑具有主管人体精神思维活动的功能。精髓充盛，脑海充盈，则精神饱满、意识清楚、思维敏捷、记忆力强、情志调和、寐寤正常。

（3）主持感觉运动

自《黄帝内经》以来，回医学即将视觉、听觉等感觉功能归属于脑，如《灵枢·海论》说："髓海不足，则脑转耳鸣，胫瘦眩冒，目无所见，懈怠安卧。"清代王清任在《医林改错·脑髓说》中记载的更为清楚，"两耳通脑，所听之声归于脑""两目系如线长于脑，所见之物归于脑""鼻通于脑，所闻香臭归于脑""小儿至周岁，脑渐生……舌能言一二字"。王清任在这里明确地指出了大脑与人体言、听、视、嗅、动的关系。脑主管感觉和肢体运动的功能正常，则表现为视物明晰、听觉聪灵、嗅觉灵敏、感觉敏锐、语言流畅、肢体运动自如等。

2. 脑与五脏的关系

人体的精神情志和意识思维活动属于大脑的功能。由于受五行学说的影响，重视五脏在人体生命活动中的重要作用，而且五脏精气又为精神活动的物质基础，因此将人体精神情志活动分别归属于五脏，形成了独特的脏腑精神活动系统。脏腑学说又将人的精神活动概括为两类：一是精神活动，包括神、魂、魄、意、志，分别由五脏所主，"心藏神，肺藏魄，肝藏魂，脾藏意，肾藏志"（《素问·宣明五气》)。这里的神，是指意识思维活动；魂，是指梦寐变幻；魄，是指动作、感觉；意，是指意念、想法；志，是指志向、记忆等。二是情感活动，包括喜、怒、忧、思、悲、恐、惊，多为表现于外的情感反应，也分属于五脏，即心在志为喜、肝在志为怒、脾在志为思、肺在志为悲、肾在志为恐。如《素问·阴阳应象大论》说："人有五脏化五气，以生喜、怒、悲、忧、恐。"总之，脑的生理、病理总统于心而分属于五脏，其中与心、肝、肾三脏关系尤为密切，因此大脑的病变多从五脏论治。

三、脑的病理

（一）四禀气与脑病理

回医学理论认为，元气化育阴阳、清浊。四元、四液和四性分施协调均衡，则大脑灵明，总觉之力应畅，收纳通使正常。反之则出现神经—体液病理反应。

禀"土"气者，脑"干"也；禀"风"气者，脑"湿"也。于湿相宜，不偏不倚，脑之"纳""通"才能保持正常。若在病理情况下，脑偏干或偏湿，皆影响脑之总觉之力。正如汤若望《主制群征》卷二所言："人于物象，有涉之不能记者，有涉记颇易，施即忘者；有不易涉记，而既记即能不忘者……此关人脑有干湿不等也。过湿不能受象，湿而嫩，虽受亦易脱。惟干湿调匀，则难脱。若过于干，则受印不上矣。婴儿过湿，老人过干，所以皆不能记。惟少年者，干湿得益，故易记而不忘，其余干湿相胜，则记忘以差等耳。"

禀"火"气者，脑"热"也；禀"水"气者，脑"冷"也。寒热相益，不胜不衰，脑之总觉之力才能保持正常。水足髓充，则元神精湛，而强记不忘。在病理状况下，热胜，则热与阴争于内，而无暇"纳"载，受印形色恰似过目烟云，无力"纳"藏于内。若火炎髓竭，元神渐昏，未老健忘，将成劳损。冷（寒）胜，则脑于阳争于外，妨碍"通"使传导能力。脑之总觉之力因冷，凝滞经络而不得通达于外。总之，寒、热偏胜，脑得不到充足的营养精气，灵明低下，志昏力疲，皆影响百体之知觉运动。神经—体液系统亦不得正常输布运转。

由此可见，回医学将经脉和脑功能联系起来研究，且颇有特色。另一方面又汲取、融合了回医学以"心"为首的五脏与精神情感活动有一定关联的观点，把部分"脑"的功能分属于内脏所司控。虽说这一观点是由于时代的局限所致，但通过长期大量的临床实践证明，五脏及其四液、四性气质的确与某些运动和知觉以及精神情感活动相互关联，尤其是低级（即植物脑）的营养力、生长力和生殖力关联最为密切。同时强调五脏"各有所司"和"脑则总司"的生理活动。以心为名的生命运动的动力过程；以肝为名的生命运动的调控过程；以肺为名的生命运动的传送过程；以脾为名的生命运动的演化过程；以肾为名的生命运动的发生过程。不仅"各有所司"，而且均以"理随气化，各赋所生"。为此，回医学将阿拉伯伊斯兰医学对脑的研究成果与回医学"心主神明"五脏分属的理论、经络学说巧妙地结合，提出了"脑者，心之灵气与身体之精气相为缔结而化"之说。

（二）心神病机

回医学认为，自然界的"四际"气候异常与冷、热、干、湿"四性"的盛衰是致病的外在因素；体质禀性与四大体液输布的异常是人体发生病理变化的内在条件。然而，回医学所述的内因、外因，与回医学讲的内外因致病不尽相同。前者是指根据"人与天地相互感应"而发生体质禀赋及体液机能的病理变化的内外成因，后者是指"六淫""七情"等外界因素直接刺激人体而致病的"邪气"。

疾病的产生，既与先天禀赋、气质，心性、体液质及"心脑"适应能力有关；又与现实社会环境中各种形色事物及所感触的情绪反应的适应性有关。所以，回医学非常重视情绪刺激对人体健康的影响。

回医学认为，"耳目乃声色之门，口舌乃是非之钥"，只有坚守"正身""明心""净性""德具于身志"就会"非礼勿视，非礼勿听，非礼勿言，非礼勿动"，对待世界各种形色情欲刺激"誉来不惑""毁至不惊"，所谓"固于心"而"洁其身"。然而，尘世"阻碍大多"，有"己身之疾苦，妻子之恋爱，富贵之抛撒，亏枉之寒心"的搅乱。诸多烦心事务及情绪、情志刺激"瞀目"，昧德露性。心气为之散垂，体液失衡，运行紊乱，四性偏激。如四气失于清肃而过于热，则体液受火煎熬，转入燃烧而变性；若失其温和而过于冷，则体液因寒凝聚，转为沉淀而变质；又因缺乏保湿因子而过于干，则体液束敛涩枯，转为稠浊而迟钝；若因宣化功能受遏而过于湿，则体液弥漫停滞，转为清稀而敏脆等。其原发病为"四气"禀性衰败而诱发因素，虽有情志所伤，实为体液"四性偏衰"。

受伊斯兰医学输入之影响，回医对"脑"的认识，也有所进步，一改过去"详脏略脑"。如"脑为髓之海，髓海有余，则轻劲多力，不足则脑转耳鸣，胫酸眩冒，目无所见，色夭，屈伸不利是也。他虫口脑有黄水为湿头痛，脑有血水为热头痛，风涎入脑为掉眩，邪气客脑为温毒癫狂，风痰迷脑为中风暴死。……而脑无外候，故后人详脏略脑耳"。"水停脑而尺脉壅，血侵脑而尺脉洪，风乘脑而尺脉弦，寒伏脑而尺脉紧，热蒸脑而尺脉数，风疾迷脑而尺脉模糊，再以外证合参，按法治疗，验如桴鼓"。治疗初期应用心理疗法，以增强人体"心脑""心性"、感知适应能力；继之，根据"四性"衰败的微显程度，采用"寒者热之"或"热者寒之"的扶衰纠偏疗法。后期若发现合并证者，则需上述疗法与保湿、宣化等法结合治疗。

由此可见，不同的情志刺激，对人体的体液、气质禀性的损害也不尽相同。正如，"百病生于气也。怒则气上，喜则气缓，悲则气消，恐则气下，惊则气乱，思则气结"，皆可参悟辨证。

回医学对情志致病有普遍性的认识，常提醒人们"盖动之发念，视听闻言，手握足行，通身百体，倘有一息昏愚，魔即乘间而入，自性内起，奸邪外应，患隐家庭，极难防守"。"魔"即情志致病因素，"自性内起"即原发病自体液、四性、气质而发生病理变化，且病成"隐"性疾患，并说明情志致病防不胜防。

情志，不仅可以致病，而且在疾病的发生、发展中所表现出的种种不同的情感反应，也可以成为识病和预测疾病转化的依据，这将有利于进一步从理论上探讨人类疾病的本质。

（三）回医脑病理

回医学认为，若脑主宰生命活动功能失常，则脏腑组织失其所主，则功能紊乱，生命活动障碍而诸病起，甚则生命活动终止。若精髓亏虚，脑海不足，则脑主管精神和思维功能失常，可见精神萎靡、意识模糊、思维迟钝、健忘呆滞、情志异常、失眠多梦等症；若痰火上扰于脑，可见精神错乱、意识昏愦或狂躁、骂詈等症；若脑主管感觉及肢体运动的功能失常，则有视物不明、听觉失聪、嗅觉不灵、感觉呆滞、步履维艰、语言謇涩、运动障碍等症。

（四）回医药脑病学

回医药脑病学是中国回医药学理论和防治体系的重要组成部分，是在继承古代阿拉伯伊斯兰医学理论体系并吸收古印度医和传统中医等理论精华的基础上而发展起来的一门独具民族传统特色的防治脑病理论体系，也被称为"天方脑科"。回医药脑病防治理论体系的形成和确立，历经了漫长的岁月，从两汉、魏晋南北朝、隋唐、五代十国、两宋、金元一直到明清，回医药脑病理论也从萌芽、渐入、交融、根植、渐成，一直到理论体系的形成和发展。

第三节　大脏

回医学理论认为，人体脏器中，大脏为五脏心、肺、脾、肝、肾和胃肠，五脏的成分、属性不同，色性、用情有别，功能各异。

一、心

回医学理论认为，心取南方之土而成。因南方属火、土色赤、性燥，其情热，其声洪。故心主火而应夏，其位南，于身为舌而言发。

回医藏象理论认为，心居胸中，两肺之间，膈膜之上，内有孔窍相通，外有心包护卫。心的形态在《类经图翼·经络一》中有所描述："心象尖圆，形如莲蕊。"心在五行中属火，为阳中之太阳，通于夏气。心的主要功能有二：一是推动血液运行，二是主管生命和精神活动，前人对此概括为"主血脉"和"藏神"。正如明代李梴在《医学入门》中所说："有血肉之心……有神明之心。"这两方面的功能是由心气、心血、心阴、心阳的共同作用而完成的。心的系统联系是在体合脉，其华在面，开窍于舌，在液为汗，在志为喜。心通过经脉的相互络属，与小肠构成表里关系。心在脏腑中居于首要地位，起主宰作用，被喻为"君主之官"，称为"五脏六腑之大主"。

（一）心的生理功能

1. 主血脉

心推动血液运行的功能称为心主血脉。人体的血液，运行于血脉之中，依赖心脏的搏动而循环不已，故《素问·五脏生成》中说："诸血者，皆属于心。"《诸病源候论》也说："心主血，血之行身，通遍经络，循环腑脏。"清代周学海在《读医随笔》表述得更为具体："凡人周身百脉之血，发源于心，亦归宿于心，循环不已。"所以血液循环的动力在于心。

回医学还认为心与血液的生成有关，即脾胃化生的水谷精微上输于心肺，经心阳（火）的温煦变化而化赤为血液，所以《素问·阴阳应象大论》又说："心生血。"

心脏的正常搏动要依靠心气、心阳的推动和温煦，以及心血、心阴的营养和滋润，才能维持正常的心脏活动，从而保障血液在全身的正常循行。心脏推动血液运行功能正常，则心之阳气旺盛，阴血充盈，心搏匀调，血脉通利，血行周身，表现为面色红润光泽、舌色淡红荣润、脉象和缓有力、心胸畅达而无不适之感。若心血不足，则血脉空虚，表现为面色无华、舌质淡白、脉象细弱无力、心悸等；若心气不足，行血无力，脉道不利，血行不畅，则血脉瘀阻，表现为面色晦暗、唇舌青紫、脉象涩滞或节律不齐、心胸憋闷或刺痛，轻者少顷即止，重者可痛至面青、唇舌俱紫、大汗淋漓，甚至可致暴亡。所以临床上常从面色、舌色、脉象和心胸部感觉等方面来观察心脏推动血液运行的功能正常与否。

2. 主藏神

心藏神指心脏具有主管生命和精神活动的功能，又称"心主神明"。神包括生理和心理活动，如人的形象、面色、眼神、言语、应答、肢体姿态和人的精神、意识、思维活动，这些活动都由心主宰。所以《素问·灵兰秘典论》说："心者，君主之官，神明出焉。"《灵枢·邪客》又说："心者，五脏六腑之大主也，精神之所舍也。"

心之所以能主神明，是以心血为基础的。血是神的主要物质基础，神是血液的功能表现，故《灵枢·营卫生会》说："血者，神气也。"

心主藏神，其一在于心脏主宰人体脏腑组织的一切生理活动，心之行血、肺之呼吸、脾之运化、肝之疏泄、肾之藏精、胃之受纳、小肠之化物、大肠之传导以及人的动、言、视、听、嗅等，所有的生命活动都是在心的主宰下进行的。心神正常，人体脏腑组织的各项功能活动便有所主，并相互协调，彼此合作，保证了生命活动健康有序，身体安泰无恙。其二在于心脏主宰人体的心理活动，主要为人体的精神、意识、思维活动，如《孟子·告子上》中说："心之官则思。"说明心在思维活动中的重要作用。心还能主宰情感动，如张介宾在《类经》中说："心为五脏六腑之大主，而总统魂魄，兼该志意，故忧动于心则肺应，思动于心则脾应，怒动于心则肝应，恐动于心则肾应，此所以五志惟心所使也。"又说："情志之伤，虽五脏各有所属，然求其所由，则无不从心而发。"心主神明正常，则精神饱满、意识清楚、思维敏捷、反应灵敏、七情调和、寤寐正常。若心血不足，则心神失养，导致神志不宁，可见心悸失眠、多梦健忘以及精神萎靡、反应迟钝等；若血热扰神，则神失所主，导致神志失常，可见神昏、谵语、狂躁不安等，说明心主神明的功能正常与否直接关系到全身脏腑的治与乱，决定着人体生命的存与亡，故《素问·移精变气论》说："得神者昌，失神者亡。"

心主血和心藏神的两种功能是密切相关的。心主血，为心藏神提供了物质基础。心藏神，则能主宰人体脏腑组织的功能和血的正常循行。所以在病理情况下两者常相互影响。如果心血不足，心神失养，则可出现精神恍惚、心悸烦躁、失眠多梦等心神失常之症；心神的异常，也可以影响到心主血的功能，如在精神过度紧张或惊恐等情况下，常见心跳和脉搏加快，每兼面红或面色苍白等血行异常的表现。

（二）心的病理

心居胸中，外有心包络裹护。心的主要生理功能是主血和藏神，在体合脉，开窍于舌，其华在面。心的病变主要表现为血液运行和神志活动的异常，因此，心脏病的常见症状有心悸怔忡、心痛、心烦、失眠、神昏、神志错乱、口舌生疮等。

二、肝

回医学理论认为：肝取东方之土而成。因东方属木、土色青、性柔，其情长，其声和。故肝主木而应春，其位东，于身为筋而力生。

回医藏象学说认为，肝位居膈下，腹腔之右胁内。元代滑寿的《十四经发挥》中说："其脏在右胁，右横肾之前，并胃，贯脊之第九椎。"肝的主要功能：一是疏泄气机，二是贮藏血液和调节血流量。这两方面的功能是肝气、肝血、肝阴、肝阳的共同作用而产生的。肝的系统联系是在体合筋，其华在爪，开窍于目，在液为泪，在志为怒。肝在五行中属木，与春季相应，为阴中之少阳。肝通过经脉的相互络属而与胆构成表里关系。回医学采用类比的方法，以木性升发、柔和、条达来阐述肝脏疏通、升发的生理。肝的特性是主升主动，喜条达而恶抑郁，故称之为刚脏。

（一）肝的生理功能

1. 主疏泄

肝疏泄气机的功能，又称"肝主疏泄"。所谓肝主疏泄是指肝气疏通调畅全身气机的功能，所以朱震亨在《格致余论》中明确指出："司疏泄者，肝也。"疏泄气机功能正常则全身气血运行、情志反应、津液输布、脏腑组织功能活动均处于协调和畅的状态，因此肝对全身机能活动调节是通过疏泄气机实现的。具体表现在以下五个方面：

（1）调畅精神情志

人体的精神情志活动以五脏的精气和功能活动为基础，而五脏的功能活动又有赖于气机的调畅和血液的正常运行，故人的精神情志活动必然与肝主疏泄的功能密切相关。肝主疏泄功能正常则气机调畅，脏腑功能活动协调，表现为精神愉快、情志舒畅；肝失疏泄，精神情志即可出现异常变化。如肝之疏泄不及，则肝气郁结，又称为"肝郁"，常表现为精神抑郁；若疏泄太过，则肝气上逆，常引起精神情志活动亢奋，表现为急躁易怒、心烦失眠等。反之，若在使人大怒的外界事物刺激下，又常损伤肝脏，导致肝主疏泄功能失常，亦可见肝气郁结、气机不畅。因此有"肝喜条达而恶抑郁"及"暴怒伤肝"的理论。

（2）维持气血运行

肝对全身气机的疏通和调畅，促使全身之气通而不滞、散而不郁。人体的气血相依相随、运行不息，气为血之帅，气行则血行。故清代唐宗海在《血证论·脏腑病机论》中说："肝属木，木气冲和调达，不致遏郁，则血脉得畅。"气血又为全身脏腑经络等组织器官功能活动的物质基础。所以肝主疏泄功能正常，则气机调畅，气血通达，经脉通利，脏腑功能和谐。若肝主疏泄功能不及，疏通升发无力，则气机郁滞，又称肝郁气滞，或简称"气滞""气郁"，可表现为胸胁胀满、两乳及少腹胀痛不适等病证，进一步发展为局部刺痛，或形成瘕积等气滞致血瘀的病证；若疏泄太过，升发亢奋，则肝气上逆，血随气涌，可出现头目胀痛、面红目赤，或吐血、呕血等症，甚则可因肝阳暴涨，阳亢风动，气血上冲，导致血溢于脑而猝然昏仆、不省人事等危症，正如《素问·调经论》所说："血之与气并走于上，则为大厥，厥则暴死，气复反则生，不反则死。"

（3）促进脾胃消化吸收与输布

饮食物的消化、吸收、输布及排泄主要依赖于脾胃的运化功能，肝主疏泄又是保证脾胃运化功能正常的重要条件。肝疏泄气机对脾胃运化功能的促进作用主要体现在两个方面：一是协助脾升胃降，肝主疏泄、调畅气机有助于脾胃之气升降，只有脾升胃降，饮食物的消化、吸收及排泄才能得以正常进行；二是分泌及排泄胆汁，胆汁帮助食物的消化。所以，清代唐宗海在《血证论·脏腑病机论》中说："木之性主于疏泄，食气入胃，全赖肝木之气以疏泄之，而水谷乃化。"若肝失疏泄，气机失调，累及脾胃，则引起消化吸收障碍。如肝气犯脾，导致脾气不升，可出现腹胀、肠鸣、腹泻、胁肋胀痛或痛泻频作等症；如肝气犯胃，导致胃失和降，可出现恶心呕吐、呃逆嗳气、泛酸、胃脘胀痛等症；若肝失疏泄，影响胆汁的分泌及排泄，可出现胁肋不适、口苦、纳食不化、厌油腻食物，甚至黄疸等症。

（4）协助水液代谢

人体的水液代谢虽主要由肺、脾、肾三脏完成，但与肝主疏泄也有关联。水液的运行依赖于气的推动作用，只有气机调畅，水液才能维持正常的输布与排泄，即气行则水行。若肝失疏泄，气行阻滞，气不行水，则水液输布障碍。若水液凝聚而生痰，痰气交阻于咽喉，则可见梅核气；痰阻于经络，可见痰核；若水液停留于腹腔，则可见腹水胀满，故《金匮要略·水气》说："肝水者，其腹大不能自转侧，胁下腹痛。"这是因肝失疏泄而致水停于腹中的病证。

（5）调节生殖机能

人体生殖机能中，女子的月经和男子的排精与肝疏泄气机的功能密切相关。肝疏泄的气机调畅，冲、任二脉得其所助，则任脉通利，太冲脉盛，月经应时而至，孕育分娩顺利，所以有"女子以肝为先天"之说。男子的排精亦赖于肝，朱震亨在《格致余论》中说："主闭藏者肾也，司疏泄者肝也。"说明精液的封藏在肾，排泄在肝，气机调畅，则男子排精通畅。若肝疏泄失常，气机不畅，冲任二脉失和，女子可出现月经紊乱，或经行不畅，甚或痛经、闭经、不孕；男子可出现排精不畅或会阴胀痛不适、不育等病证。

2. 主藏血

肝主藏血，是指肝具有贮藏血液、调节血流量及防止出血的功能。

（1）贮藏血液

是指肝具有贮藏一定血液于肝内及冲脉之中，以供给机体各部生理活动之所需的作用，故肝又有主"血海"之说。肝藏血，一方面可以濡养自身，防止肝气升发太过，从而使肝之阴血制约肝阳，勿使上亢，维持肝脏正常疏泄功能，以利冲和条达；另一方面，"肝藏血，血舍魂"（《灵枢·本神》），魂为神之变，且随神而动。明代张介宾在《类经》中说："魂之为言，如梦寐恍惚、变幻游行之境，皆是也。"魂的活动以血为物质基础，肝血充足，则魂能安舍而不妄行游离。如若肝脏藏血不足，肝血亏虚，肝体失养，阴不制阳，肝阳上亢而升发太过，可出现眩晕、头目胀痛、面红目赤、头重足轻等症；肝血不足则魂不守舍，可出现惊骇恶梦、卧寐不安、梦游、呓语以及幻觉等症。

（2）调节血流量

是指肝脏根据身体的不同生理状态，合理地分配和调节各部位所需血流量的多少。当机体处于安静休息状态时，外周对血液需要量相对减少，相对富余的血液就归藏于肝而蓄以备用；当机体处于活动状态时，血液的需求量相应增加，肝脏在升动之性的配合下，则将所贮藏的血液通过经脉按生理需求输送到相应部位。机体各脏腑组织器官得到了肝血的濡养才能发挥正常的生理功能，如两目得到肝血的濡养则视物清晰，筋脉得到肝血的滋养则强健有力而活动自如，子宫得到肝血的充养则月经正常。所以，王冰注释《素问·五脏生成》时说："肝藏血，心行之，人动则血运于诸经，人静则血归于肝藏。"应当指出，肝调节血流量是以贮藏血液为前提的，若肝血不足，调节血流量失常，则会导致机体众多部位供血减少，脏腑组织失养而见各种病证，如血不养目，则两目干涩、视物昏花或夜盲；血不濡筋，则筋脉拘急、肢体麻木、屈伸不利；血海空虚，胞宫血亏，则月经量少，甚则经闭等症。

（3）防止出血

指肝气能收摄约束血液，防止血液逸出脉外。这是气的固摄作用在肝脏的体现。肝气充足，收摄有力，藏血正常，表现为血行脉内而无出血之患。若肝气虚弱，藏血失常，收摄无力，或肝火旺盛，灼伤脉络，迫血妄行，临床上均可见吐血、呕血、衄血、咯血或月经过多、崩漏等出血病证。

肝主疏泄气机，又主藏血，藏血是疏泄气机的物质基础，疏泄气机是藏血的具体表现。故常用"肝体阴而用阳"来表述二者的关系。"体阴"主要是指肝贮藏阴血之本体，"用阳"主要是指肝的气机主升主动之功能及特性。肝贮藏血液、调节血流量及防止出血有赖于肝疏泄气机得以实现。而肝藏血又能制约肝阳，疏而不亢，则有助于肝的疏泄。所以，二者存在着互根互用、相互制约的关系。在病理情况下，肝的阴血常表现为不足的虚证，即"肝体常不足"，而肝的疏泄功能失常则多为肝气郁结或升动太过，常表现为实证或本虚标实之证，即"肝用常有余"，这是肝的病理特点。故清代林骊琴在《类证治裁·肝气论治》中说："肝为刚脏，职司疏泄，用药不宜刚而宜柔，不宜伐而宜和。"实属经验之谈。

（二）肝的病理

肝位于右胁，其生理功能为疏通全身气机和藏血。肝病常见的症状有胸胁、乳房、少腹胀痛或窜痛、头部胀痛、头晕目眩、情志抑郁，或急躁易怒、肢麻手颤、四肢抽搐、消化异常，以及目疾、月经不调、睾丸疼痛等。

三、肺

回医理论认为，肺取西方之土而成，因西方属金、土色白、性刚，其情短，其声厉，故肺主金而应秋，其位西，于身为鼻而气通。

回医藏象学说认为，肺位胸腔，分居左右，上连气道，喉为门户。肺在人体脏腑中位置最高，覆盖于其他脏腑之上，故有"华盖"之称。关于肺的形态，明代赵献可在《医贯·内经十二官·形影图说》中称："喉下为肺，两叶白莹，谓之华盖，以覆诸脏，虚如蜂巢，下无透窍，故吸之则满，呼之则虚。"说明肺脏是质地疏松的分叶状脏器。由于肺叶娇嫩，通过鼻直接与外界相通，且外合皮毛，与自然环境息息相通，易被外邪侵害，又不耐寒热，故又称为娇脏。由于"肺与心皆居膈上，位高近君，犹之宰辅"（《类经·藏象类》），故称之为

"相傅之官"。肺的主要功能是：主管呼吸，助心行血，促进水液输布和排泄。肺的这些功能，主要依赖于肺气的推动、肺阴的濡养以及肺阳的温煦作用。肺的系统联系是在体合皮，其华在毛，开窍于鼻，在液为涕，在志为忧（悲）。其在五行中属金，为清肃之脏，喜润而恶燥，为阳中之少阴，通于秋气。肺通过经脉的相互络属而与大肠构成表里关系。

（一）肺的生理功能

1. 主宣发肃降

宣发，即宣布、发散，有向上、向外之意；肃降，即清肃、下降，有向下、向内之意。所谓宣发是指肺气具有向上的升宣和向外周布散的作用。主要体现在四个方面：一是排出体内代谢后产生的浊气，而完成气体交换；二是将脾上输于肺的津液和水谷精微布散到全身，外达于皮毛；三是宣发卫气于体表，以防御外邪，温养肌表，调节汗孔开合，控制汗液排泄，维持体温的恒定；四是通过肺气的向外运动，将会聚于肺的血液经清浊之气交换后布散至全身。所谓肃降是指肺气具有向下、向内、清肃通降和使呼吸道保持洁净的作用。主要体现在五个方面：一是吸入自然界的清气，并向下布散；二是将脾转输于肺的津液和水谷精微向下布散，并把代谢后的水液下输至肾和膀胱；三是清除肺和呼吸道内的异物，保持其洁净和通畅；四是通过肺气的向内运动，使周身含有浊气的血液流经于肺并加以清除，使血液保持洁净；五是肺气的肃降还有利于大肠向下传导糟粕。宣发和肃降的关系是相互依存、互相制约、不能分割的，二者相反相成。肺气的宣发和肃降，常简称为肺主宣降，两者共同的生理效应简言之有五：一是维持呼吸运动正常；二是辅助心脏推动血行；三是输布水谷精微于全身；四是布散卫气于体表；五是促进水液输布排泄。可见肺气的宣发肃降运动是肺进行一切生理活动的基础，肺失宣降是肺脏功能障碍的基本病机故宣降肺气就成为治疗肺病的主要方法。

2. 主气

《素问·五脏生成》说："诸气者，皆属于肺。"十分明确地指出了主气是肺的主要功能。肺主一身之气的功能包括主呼吸之气、主管气的生成，以及对全身气机运行的调节三个方面。然此三者总以肺主呼吸之气为基础。

（1）主呼吸之气

肺主呼吸之气的功能也称"司呼吸"，是指肺主管呼吸运动，为体内外清浊之气交换的场所。肺主呼吸主要表现为肺"一呼一吸，与天气通"（《医源》），从而吸入自然界的清气，呼出体内的浊气，"吸之则满，呼之则虚"，以实现体内外清浊之气的交换。肺的这一功能正常，则表现为呼吸运动均匀和调，气道畅通，清气吸入充分，宗气生成充足，脏腑组织之气旺盛，全身气机升降出入协调，从而维持了人体生命活动的正常进行。若肺主管呼吸的功能减弱，影响宗气的生成和全身之气的升降出入运动，则表现为少气不足以息、声低气弱、疲倦乏力等症；若病邪犯肺，宣降失常，则表现为胸闷、咳嗽、喘促等呼吸不利的症状。一旦发展到肺的呼吸功能丧失，则清气不能吸入，浊气不能排出，人的生命活动就会终止。

（2）主管气的生成

肺吸入自然界的清气是人体一身之气生成的主要来源之一特别是宗气的生成。宗气是在肺的气化作用下，将吸入的自然界清气与脾转输至肺的水谷精气结合而成。宗气生成之后，上聚于胸中气海，下达于丹田，然后布散于全身。既能行于喉咙，以促进肺的呼吸运动，又可灌注于心脉而促进气血的运行，发挥其温养脏腑组织的重要作用。可见，肺是以呼吸运动为核心，通过生成宗气而发挥主一身之气生成的作用。

（3）调节全身气机

肺的呼吸运动，表现为气的升、降、出、入运动。通过肺有节律地、不停顿地一呼一吸，调节全身之气的升、降、出、入运动，使整体气机活动始终处于协调平衡的正常状态。肺气运动的特征是主降，故肺主要以影响整体气机"降"的环节而调节一身气机的活动。

综上所述，"肺主气"是指人体正常状态的气，皆由肺主宰，这一功能虽然体现在三个方面，然以肺主呼吸为其核心，并体现于肺主气的各方面。在此基础上完成了一身之气的生成及对整体气机的调节，故曰："肺者，气之本。"（《素问·六节藏象论》）因此，说肺主管呼吸的功能是维持生命活动的基本条件。

3. 助心行血

肺助心行血功能的结构基础是"肺朝百脉"。朝，即聚会、朝向；百脉，泛指人体全身的血脉。所谓肺朝百脉是指全身的血液都要通过血脉而聚会于肺，经过肺的吸清呼浊，气体交换，然后再将富含清气的血液输送至全身的功能。由此可知，一方面，许多血脉汇聚到肺；另一方面，肺又朝向全身的血脉，使心肺在结构上相互联系。肺助心行血的生理基础是"肺司呼吸"的功能，肺通过呼吸运动，调节全身气机，从而促进血液运行。

肺助心行血的生理作用主要表现在三个方面。一是全身血脉及脉中之血要不断地朝向和汇聚于肺。二是肺主管血之清浊转化。清血是指含有自然界大量清气的血液；浊血是指含有体内大量浊气的血液。肺通过朝百脉的途径，使心血不断地在肺中进行气体交换，确保心血的清浊转化，从而维持人体生命活动正常进行，故《类经图翼·经络一》中指出："肺者生气之原……一呼一吸，消息自然，司清浊之运化。"三是肺通过生成宗气助心行血。心脏搏动是血液循环的基本动力，心搏又主要依赖心气的推动，而心气的盛衰与宗气密切相关，宗气影响着心搏的强弱和节律。宗气"贯心脉"而助心行血，正是通过肺朝百脉实现的，故《灵枢，刺节真邪》说："宗气不下，脉中之血，凝而留止。"肺气旺盛，吸清呼浊平稳，气体交换协调，血中清气丰富，宗气生成充沛，助心推动血行，则血行正常；若肺气虚弱，吸清呼浊减弱，气体交换失调，血中浊气增加，清气减少，宗气生成不足，推动血行无力，则血行障碍，心律失常，可表现为胸中憋闷胀痛、咳喘无力、心悸、口唇发绀、舌质青紫等症。

4. 促进水液输布和排泄

肺具有促进水液输布和排泄的功能，又称为"肺主通调水道"，是指肺通过宣发肃降对体内水液的输布和排泄起着疏通和调节的作用，以维持体内水液代谢平衡的功能。

肺通调水道的功能，是肺气的宣发和肃降在水液代谢方面的体现。肺气宣发可将津液输布于全身各脏腑器官与皮毛，以发挥其滋润濡养作用，部分津液经代谢后可依靠卫气"司开合"的作用，从汗孔排出体外。肺气肃降可使津液随气下行，上焦及全身代谢后的水液下输于肾和膀胱，经气化为尿，排出体外。正因为肺气宣发和肃降能够推动水液的输布和排泄，维持水液代谢平衡，所以又称"肺主行水"。由于肺位最高，主肃降，不断地将上焦水液下输至肾和膀胱，以调节体内的水液代谢，故又有"肺为水之上源"之说。如果肺失宣降，行水无力，水道不通，水液输布排泄障碍，则汗、尿不能正常排泄，使多余的水液不能排出而停聚于体内，则可见咳喘、咯痰、浮肿、尿少等症。所以，临床上常用宣肺利水的方法治疗水肿等病证，即是肺主通调水道理论的具体应用。这种宣肺利水消肿的治法被形象地喻为"提壶揭盖法"。

（二）　肺的病理

肺居胸中，上连气道，开窍于鼻，外合皮毛。肺的生理功能是主管呼吸，辅心行血，通调水道。肺病的常见症状有咳嗽、气喘、吐痰、胸痛、咯血、声音嘶哑、鼻塞流涕和水肿等。

四、肾

回医学理论认为，肾取北方之土而成，因北方属水、土色黑、性弱，其情活，其声悠。故肾主水而应冬，其位北，于身为耳而听闻。

回医藏象学说认为，肾位居腰脊两旁，左右各一，故《素问·脉要精微论》说："腰者，肾之府。"肾的形态在《类经图翼》中有所描述："肾有两枚，形如豇豆，相并而曲，附于脊之两旁，相去各一寸五分，外有黄脂包裹，各有带两条。"肾的主要功能是主管生长发育与生殖，主管一身阴阳，主管水液代谢，主管纳气。肾的功能是肾精、肾气、肾阴、肾阳共同作用的结果。但肾的精、气、阴、阳又各具特殊作用，因而在不同的功能中所发挥的作用各有侧重。肾的系统联系是在体合骨，生髓通脑，其华在发，开窍于耳及二阴，在液为唾，在志为恐。肾在五行中属水，为阴中之太阴（或阴中之阴），有闭藏的生理特征，通于冬气。通过经脉的络属而与膀胱构成表里关系。肾藏有先天之精，为构成人体胚胎的原始物质，是脏腑阴阳之根，故称为"先天之本"。

（一）肾的生理功能

1. 主藏精

肾主藏精，是指肾具有封藏精气的功能。肾主管生长发育与生殖的功能，是在"肾藏精"的基础上产生的。肾精包括"先天之精"和"后天之精"。先天之精禀受于父母，与生俱来，是构成人体胚胎的原始物质，具有繁衍后代的功能，此即《灵枢·本神》所谓"生之来，谓之精"之意。后天之精是指人体出生后，由脾胃从饮食物中摄取的营养成分和脏腑代谢化生的精微物质，具有培补先天之精和促进人体生长发育的功能。所以《素问·上古天真论》说："肾受五脏六腑之精而藏之。"先天之精和后天之精关系密切，二者相互依存，相互促进。先天之精为生命之本原，发育成胎儿，依赖"后天之精"不断培育和充养，才能日渐充盈，充分发挥其生理效应；出生之后，后天之精又不断供养先天之精，使之逐渐充盛，促进人体不断地生长发育。"后天之精"又赖"先天之精"的活力资助，方能不断地摄入和化生。肾中的"先天之精"和"后天之精"是融为一体，无法分开的。

肾对精的闭藏，主要依赖于肾气的封藏摄纳，也是气的固摄作用的体现。肾对先后天之精的闭藏使精藏之于肾，促进肾精的不断充盈，防止其从体内无故流失，为精在体内充分发挥生理效应创造了必要的条件。肾中所藏之精的生理效应有。

2. 主生长发育

肾具有主管生长发育与生殖的功能。早在《黄帝内经》中就有详细记载，如《素问·上古天真论》说："女子七岁，肾气盛，齿更发长；二七而天癸至，任脉通，太冲脉盛，月事以时下，故有子；三七，肾气平均，故真牙生而长极……七七，任脉虚，太冲脉衰少，天癸竭，地道不通，故形坏而无子也。丈夫八岁，肾气实，发长齿更；二八，肾气盛，天癸至，精气溢泻，阴阳和，故能有子；三八，肾气平均，筋骨劲强，故真牙生而长极……八八，天癸竭，精少，肾藏衰，形体皆极，则齿发去。"机体生、长、壮、老、已的自然规律与肾中精气的盛衰密切相关。人体自幼年开始，肾中精气逐渐充盛则形体和智力同步发育，表现为齿更发长；进入青壮年，肾中精气已达充盛状态，则形体智力发育健壮，表现为真牙生长、体壮结实、骨骼强健、机智敏捷等；待到老年期，肾精逐渐衰减，则形体智力亦渐衰老，表现为骨骼活动不灵、发白齿松、腰弯背驼、反应迟钝，甚或健忘呆滞等老态龙钟之象。说明机体的齿、骨、发的生长状态是反映肾中精气的外候，是判断机体生长发育状况和衰老程度的客观标志。若肾中精气亏虚，必然影响人体的生长发育。小儿则表现为生长发育不良，可见身材矮小，或五迟（立、行、齿、发、语迟）、五软（头项、口、手、足、肌肉软），或头发稀疏、智力低下、动作缓慢；成人则表现为未老先衰，可见形体衰老、智力减退、牙齿松动易落、须发早白易脱、腰膝酸软、精神萎靡或健忘恍惚、耳鸣耳聋、足痿无力、反应迟钝等。肾主管生长发育的理论，对养生保健具有重要意义，保养肾中精气，是回医学防治早衰、延年益寿的核心内容。

3. 主生殖繁衍

进入青春期，随着肾中精气的不断充盛，人体便产生了一种促进和维持生殖机能的精微物质——天癸，于是生殖器官发育成熟，女子则月经按时来潮，男子则能排泄精液，从而具备了生殖能力。此后，由中年进入老年，肾中精气渐衰，天癸的生成随之减少，甚至耗竭，生殖机能也随之下降直至消失，生殖器官日趋萎缩，女子则绝经，男子则阳事难举，从而丧失生殖能力。说明肾中精气通过化生天癸而对生殖功能发挥着决定性的作用，若肾中精气亏虚，天癸化生减少，青少年则见生殖器官发育不良、性成熟迟缓；中年人则会导致生殖机能减退，表现为男性精少不育和女性不孕或小产滑胎等症。因此，回医在治疗生殖障碍性疾病时，往往从补肾着手。

4. 推动和调节脏腑气化

脏腑气化是指脏腑之气的升降出入运动所产生的各种变化，包括各脏腑形体官窍的功能，以及机体精气血津液各自的新陈代谢及其能量的相互转化。肾精、肾气及其分化的肾阴、肾阳在脏腑气化过程中发挥着重要的推动和调控作用。肾精，即肾脏所藏之精；肾气，即肾精所化之气，两者关系密切，即肾精弥散而为无形的肾气，肾气聚合而成有形的肾精。肾精和肾气合称为肾中精气，产生了肾阴和肾阳两种不同的生理效应，凡是对人体脏腑组织具有滋润和濡养作用者称为肾阴；凡是对人体脏腑组织具有温煦和推动作用者称为肾阳。肾阴为全身诸阴之本，肾阳为全身诸阳之根，在人体阴精和阳气中居于主宰地位。所以，肾阴又称元阴、真阴、真水和命门之水；肾阳又称元阳、真阳、真火和命门之火。故将肾喻为"阴阳之根""水火之宅"，五脏六腑之阴精，非肾阴而不能滋生；五脏六腑之阳气，非肾阳而不能温养，故肾阴、肾阳为五脏六腑阴阳之根本。肾阴、肾阳在各脏腑形体官窍功能的正常发挥，以及精气血津液各自的新陈代谢及其能量的相互转化过程中发挥着重要的推动和调节作用。

如果肾阴和肾阳任何一方偏衰，都会导致整体阴阳的不平衡。若肾阴虚则全身之阴皆虚，阴不制阳，阳偏亢则各脏腑组织生理功能虚性亢奋，代谢机能相对亢盛，产热增加，因而出现一派虚热之象。若肾阳虚则全身之阳皆虚，阳不制阴，阴偏盛则各脏腑组织生理功能相对减弱，代谢机能相对降低，产热减少，因而出现一派虚寒之象。肾阴和肾阳调节全身阴阳，共同维持人体阴阳的动态平衡，使机体处于健康状态。肾阴肾阳相互制约，相互依存，相互为用，因此，当肾阴虚到一定程度时可伤及肾阳，肾阳虚亦可累及肾阴，形成阴阳互损的病理状态。究其本质，是因为肾阴、肾阳均是以肾中精气为基础。

5. 主水液

所谓肾主管水液代谢是指肾中阳气具有主持和调节人体水液代谢平衡的功能，又称为"肾主水液"。人体的水液代谢，包括水液的生成、输布和排泄，是由多个脏腑参与的复杂过程，其中肾阳的功能最为重要，在此过程之中肾阳的作用表现有三：一是，能温煦和推动参与水液代谢的肺、脾、三焦、膀胱等内脏，使其发挥各自的生理功能；二是，能将被脏腑组织利用后归于肾的水液，经肾阳的蒸腾气化作用再升清降浊，将大量的浊中之清者，吸收输布周身重新被利用，少量的浊中之浊者经肾阳气化为尿液下输膀胱；三是，控制膀胱的开合，排出尿液，维持机体水液代谢的平衡。若肾阳不足，则气化、推动和固摄作用失常，引起水液代谢障碍，一方面可造成水液停聚，出现痰饮、水肿等症；另一方面可致膀胱开合失度，出现小便清长，或遗尿、尿失禁或小便余沥，或出现尿少、尿闭、水肿等症。

6. 主纳气

气，指肺吸入的自然界清气。所谓肾主管纳气是指肾具有摄纳肺所吸入的清气以防止呼吸表浅，协助肺完成呼吸的功能。人体的呼吸运动虽为肺所主管，但必须依赖肾对清气的摄纳，才能使呼吸保持一定的深度，维持体内外气体正常的交换。正如清代林骊琴在《类证治裁·喘证论治》中说："肺为气之主，肾为气之根，肺主出气，肾主纳气，阴阳相交，呼吸乃和。"所以正常的呼吸运动虽由肺所主，还需肾的配合才得以完成。肾纳气的功能，实质上是肾主藏精作用在呼吸运动中的体现。肾中精气充沛，摄纳有力，则纳气正常，助肺吸气，使清气下达于肾，表现为呼吸具有深度，均匀平稳，和调通畅。若肾中精气不足，摄纳无力，则肺气上浮而不能下行，吸入清气不得归藏于肾，就会出现久病咳喘、吸气困难、呼多吸少、动辄喘息益甚等肾不纳气的病证。因此，临床针对慢性咳喘的患者，常采取"发作时治肺，缓解时治肾"的治疗原则，从而提高这类疾病的远期疗效。

（二）肾的病理

肾位于腰部，主管人体的生长发育与生殖，调节水液代谢，并有纳气功能。肾寓元阴元阳，为脏腑阴阳的根本。肾病的常见症状有腰膝酸软、头晕耳鸣、发脱齿摇、遗精早泄，或阳痿不育、浮肿、气喘、二便异常等。

五、 胃肠

胃居膈下，上接食管，下通小肠，与脾以膜相连，同在中焦，胃与脾通过经脉的相互络属而构成表里关系。胃为燥土属阳，脾为湿土属阴。胃又称胃脘，脘，即管腔，可容纳饮食物。胃脘分上、中、下三部。胃上口的贲门部为上脘，下口幽门部为下脘，上下脘之间的胃体部为中脘，故合称胃脘。古代文献对胃的形态已有描述，如《灵枢·平人绝谷》说："胃大一尺五寸，径五寸，长二尺六寸，横屈受水谷三斗五升。其中之谷常留二斗，水一斗五升而满。"《内经》对胃形态的具体描述基本符合实际解剖。

小肠位于腹中，是一个相当长的管道器官，包括十二指肠、空肠和回肠，上接幽门，与胃相通；下连阑门，与大肠连接。饮食物的消化吸收主要是在小肠内进行的。小肠通过经脉的相互络属而与心构成表里关系。小肠属火，为阳。其主要功能是消化食糜、吸收精微和传输糟粕，前人将其归纳为受盛化物和泌别清浊。

大肠位居腹中，是一个管道样的器官，其上口在阑门处与小肠相接，其下端为肛门。大肠与肺通过经脉的相互络属构成表里关系。大肠的五行属性为金，阴阳属性为阳。

（一）胃肠的生理功能

胃有接受、容纳和消化饮食的功能，前人称其为主受纳腐熟水谷，是指胃具有容纳食物，并对其初步消化形成食糜的功能。由于饮食入口，经食管，过贲门，容纳于胃，故称胃为"太仓""水谷之海"。机体气血津液的化生，都需要以饮食物中的营养物质为基础，故又称胃为"水谷气血之海"。水谷（饮食和水分）进入胃后，依赖胃的腐熟作用，将水谷消磨变成食糜，在脾的运化功能主持下，化为精微，以生气血津液，供养全身。脾胃对饮食物消化吸收功能产生的物质基础常称为胃气。回医学特别重视人体"胃气"的作用，认为"人以胃气为本""有胃气则生，无胃气则死"。所以临床治病时，强调要时刻注意保护胃气，用药不可妄攻妄补，以免损伤胃气。若胃的受纳腐熟功能减退，则可表现为纳呆、厌食、胃脘胀满等症；胃的受纳腐熟功能亢进，则可表现为多食善饥等症。

小肠受盛化物。所谓受盛化物是指小肠具有接受胃下降的食糜，并将食糜进一步消化，吸收精微的功能。故《素问·灵兰秘典论》说："小肠者，受盛之官，化物出焉。"受盛和化物为两个阶段，小肠一方面接受由胃腑下传来的食糜，起到容器的作用。另一方面使食糜在小肠内有相当长的停留时间，可进行精细地消化，使之化为精微。前者为"受盛"，后者为"化物"。若小肠的受盛和化物功能失常，消化吸收障碍，可见腹胀、腹痛、泄泻等症。

小肠泌别清浊。所谓泌别清浊是指小肠具有将胃下降的食糜在进一步消化的同时，分化为水谷精微和食物残渣两个部分。一方面将水谷精微（清）吸收，经脾的升清散精作用输送到全身。另一方面将剩余的食物残渣（浊）经阑门传入大肠。此外，小肠的吸收功能与尿量有着一定的关系，因为吸收的精微物质中包括大量的水液，故有"小肠主液"之说。张介宾指出："小肠居胃之下，受盛胃中水谷而分清浊，水液由此渗于前，糟粕由此而归于后，脾气化而上升，小肠化而下降，故曰化物出焉。"小肠功能失常，清浊不分，水谷精微和食物残渣俱下于大肠，可见肠鸣泄泻；水液吸收障碍，尿的来源减少，则可见小便短少等症。小肠泌别清浊的功能失常，既影响大便，也影响小便，故治疗泄泻常用"利小便即所以实大便"的分利方法。

大肠的主要功能是吸收饮食残渣中的水分和排泄糟粕。故《素问·灵兰秘典论》说："大肠者，传道之官，变化出焉。"道，通"导"。这是对大肠生理功能的高度概括，由于大肠具有吸收食物残渣中部分水分的功能，故有"大肠主津"之说。大肠传化糟粕功能失常，主要表现为排便的异常，若大肠虚寒，无力吸收多余水分，则水粪俱下，可见肠鸣、泄泻等症；大肠实热则消灼水津而肠道失润，可见腹痛、便秘等症；大肠湿热则阻滞肠道而传导失司，可见下痢脓血、里急后重，或暴注下泻、肛门灼热等症。

（二）胃肠的病理

1. 实证

（1）胃寒

胃寒是指胃阳不足或寒邪过盛所致的寒凝气滞、胃失和降的病理表现。多由饮食不节，过食寒凉或外感寒邪，直中于里导致胃之气血凝滞所致。胃寒的主要临床表现是：自觉胃中发冷，甚如伏冰，泛吐清水，冷痛胀满，遇寒痛甚，得暖则缓，口不渴或渴喜热饮，舌淡苔白滑，脉弦迟等。如《素问·举痛论》曰："寒气客于肠胃之间，膜原之下，血不得散，小络急引故痛。"又曰："寒气客于肠胃，厥逆上出，故痛而呕也。"胃寒证常见于胃脘痛、呕吐、泄泻等病证中。

（2）胃热

胃热证，又称胃火证、胃火上炎。系指在各种病因作用下，出现的胃热过盛、胃功能亢进的病理表现。多由恣食辛辣、膏粱厚味，五志过极，化生火热以及外感六淫之邪不解，日久化燥化热所致。胃热证的主要临床表现是：消谷善饥，口渴喜冷饮，口秽，便秘，牙龈肿痛或胃脘疼痛或有烧灼感，舌红苔黄，脉数而有力。如《灵枢·大惑论》曰："热气留于胃，胃热则消谷，谷消故善饥。"清代江笔花《笔花医镜》："胃之热，唇舌红，口臭，脉右关必洪数。"胃热证常见于胃脘痛、消渴、牙龈肿痛、呕吐、吐血等病证中。

（3）食滞胃脘

食滞胃脘是指在病因作用下出现的食滞中阻，胃纳失常，升降失司等一系列病理表现。多由饮食不节，恣食肥甘、生冷、油腻、不洁食物，导致食滞不化，胃失腐纳和降之功。食滞胃脘的主要临床症状是：胃脘胀满疼痛，拒按，呕吐酸腐，嗳气厌食或肠鸣泄泻，泻下粪便臭如败卵，或大便秘结，舌苔厚腻，脉滑或弦滑。食滞胃脘常见于胃脘痛、呕吐、泄泻等病证中。

（4）胃气上逆

胃气上逆是指胃在病因作用下，失其和降，反而上逆的病理表现。多由外感六淫，直中胃腑，或肝气郁结，横逆犯胃，或饮食不节，暴饮暴食，食积胃脘不化，胃失和降所致。胃气上逆证的主要临床表现是：胃脘胀痛，恶心呕吐，嗳气，呃逆，不思饮食，脉弦滑，舌苔薄白或白腻。胃气上逆证常见于呃逆、嗳气、呕吐、反胃等病证中。

（5）胃络瘀阻

胃络瘀阻是指在病因作用下，致使胃腑血脉运行不畅，甚至停滞凝聚，或离经之血积于胃腑所产生的各种病理表现。多由郁怒、忧思日久，而致气机不畅，血行不利，瘀阻于胃，或损伤血脉，瘀阻于胃络，或久病正虚，阳气推动血液流行之力减弱而致。胃络瘀阻的临床表现为：胃脘疼痛、痛有定处而拒按，痛如针刺或刀割，吐血紫黑，有瘀块，面色晦暗，舌见紫斑，脉涩等。胃络瘀阻证常见于胃脘痛、噎膈、呕吐等病证中。

2. 虚证

（1）胃气虚

胃气虚又称胃气不足，是指在病因作用下导致的胃之受纳和腐熟水谷功能减弱以及胃失和降等病理表现。多由饮食不节、暴饮暴食，日久损伤胃气，或劳倦虚损，或过用苦寒攻伐、吐利之品，损伤胃气所致。胃气虚的主要临床表现是：胃脘隐痛，按之痛减，不思饮食，或食后不易消化，或食入则吐，兼见少气懒言，语声低微，面色萎黄等气虚表现，舌质淡，苔白，脉虚弱。胃气虚证多见于胃脘痛、嘈杂、呃逆、嗳气、呕吐、虚劳、妊娠恶阻等病证中。

（2）胃阴虚

胃阴虚证又称胃阴不足证，是在病因作用下引起的胃阴液耗损，失于荣养、滋润的一系列病理表现。多由情志不遂，五志化火，灼伤胃阴，或胃热日久，阴液被耗，伤及胃阴，或脾胃素虚，津液、阴精化生不足所致。胃阴虚的主要临床表现为：不思饮食或饮食减少，饥而不食，口干咽燥，大便干燥，心烦低热，舌红少苔，脉细数。胃阴虚证多见于温热病后期、胃脘痛、消渴病、噎膈等病证中。

第四节 小脏

一、胆

（一）胆的生理功能

胆位于胁下，附于肝，与肝相连，贮藏来自肝脏分泌之胆汁，注入肠中，以助消化，只贮藏胆汁而不接受水谷糟粕。胆气与人的精神情志活动有关，有主决断的功能。

（二）胆的病理

若肝气郁滞，郁而化热，熏蒸胆汁，胆汁上逆或外溢，则出现口苦、呕吐黄水或黄疸等。

某些惊恐、失眠、多梦、谋虑不决等精神情志症状，多认为是胆气虚所致，临床上也常常从胆治疗。

二、膀胱

（一）膀胱的生理功能

膀胱位于下腹部，居肾之下，大肠之前，是一个中空的囊状器官。其上有输尿管与肾相连，其下有尿道，开口于前阴。膀胱具有储尿、排尿作用，经脉与肾相互络属，二者相表里。

（二）膀胱的病理

膀胱的贮尿功能有赖于肾气的固摄，若肾气不固，则膀胱失约，可见遗尿，甚则小便失禁。膀胱的排尿，有赖于肾与膀胱的气化作用，若气化失司，则膀胱不利，可见尿痛、淋涩、排尿不畅，甚则癃闭。故膀胱的生理与病理，多与肾有关。

三、胞宫

（一）胞宫的生理功能

胞宫居小腹正中，前扁后凸，呈倒置的梨状，子宫上接输卵管，下续于阴道。其生理功能是主月经来潮和孕育胎儿，分泌带液。经、带、胎、产、乳是女性特有的生理现象，它们的产生都与胞宫的生理有关。

（二）胞宫的病理

外感六淫，疫疠之气，情志内伤，劳倦过度，房事不节，生育过多等原因，皆可导致胞宫的病变。胞宫的主要病理特点是经、带、胎、产的异常。引起胞宫的病变的因素很多，主要包括气虚、气滞、气逆、气陷、血虚、血瘀、血寒、血热所致的气血失调，心、肝、脾、肾的功能障碍，天癸生成以及冲任气血不足等。胞宫的生理功能，是全身生理功能的一个组成部分。因此，胞宫的功能失调与全身病理变化状态密切相关。

四、骨

（一）骨的生理功能

骨，泛指人体的骨骼。骨具有贮藏骨髓、支持形体和保护内脏等功能。骨中有腔隙，内藏骨髓，有二块或二块以上的骨借助筋膜等的连接，组成有活动功能的机关，称为关节，简称节。通过众多关节，骨与骨之间相互连接，形成骨骼系统，构成躯体的总框架。骨能支撑人体，是支撑躯体、维持形体的总支架。骨能保护内脏重要器官，如心、肺、大脑等外部均有相应的骨骼连接成廓或壳，加以保护，避免外力损伤。如头部的天灵盖（即顶骨）、山角骨（即颞骨）、凌云骨（即额骨）和后山角骨（即枕骨）互相连接成壳，以保护"髓海"。骨与骨组成的关节，起着支点支撑和具体实施动作等的重要作用。

（二）骨的病理

若肾虚精亏，髓衰骨弱，则支撑人体的能力减退，势必出现腰膝酸软无力，不耐久行久立等症。小儿生长发育障碍，发生脊骨，尤其是胸椎骨畸形，局部弯曲隆起，状如龟背（病名"龟背"）者，即不能维持正常体形，为佝偻病体征之一。

第五章

经 脉

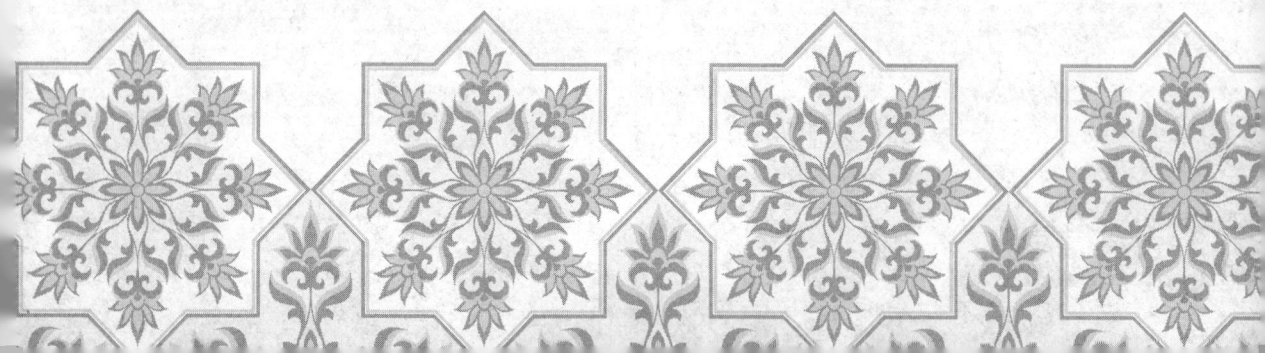

经脉是在特定的历史进程中对人体结构的独特认识。阿拉伯医学、波斯医学、印度医学等对经脉的认识都是基于血管、神经、淋巴、肌肉、骨骼等人体组织器官及生理功能的认识，中医对经脉的认识非常系统丰富。回医药学的经脉理论是在中医经络学说的基础上，吸收、融会古代阿拉伯伊斯兰医学经脉理论，在伊斯兰自然哲学的基础上，应用人体"小宇宙"的观点来研究人体生理和病理活动的理论学说。因此，回医经脉理论既包含了传统中医的经络学说，也包含了血管、神经、心、脑、肌肉、骨骼等解剖学内容，是将中医经络学与解剖学结合来阐释生命特征的经脉理论。

第一节　经脉的概念

经脉是纵横交错、网络全身，联系心脑脏腑、五官肢体、知觉运动，沟通内外、表里、上下，运行气血，调节体液禀性等机能活动的通路。通过经脉有序的循行和联系，把人体的脏腑，四肢百骸，五官九窍，皮肉筋骨与心脑联结组成一个有机的、动态的统一整体。

有关回医经脉的论述散见于现存的《回回药方》残卷和伊斯兰哲学汉文译著以及明清时代的其他文献中。经脉，在《回回药方》中被称作"脉络""经络""筋经"，甚至还有"肉丝"之称。在《天方性理》中就记载着不同的称谓，如"其筋络自脑而通至于目……""气血之流通，各归经络"。经脉之所以有这么多不同的称谓，是由于上述文献源自不同的回族医家而出现多种不同的译名，但皆为"经脉"。

第二节　经脉的组成

　　回医药学依据经脉系统循行路线的不同分为纵行经脉和横行经脉。其中纵行经脉又分为根于脑通流周身及流周身而返回于脑的"精脉"和循行肌肉、体表的"筋脉"；横行经脉是横向循行于肢体末梢或颈项、腰腹的"络脉"。纵横经脉共同组成经脉系统，见图5-1。

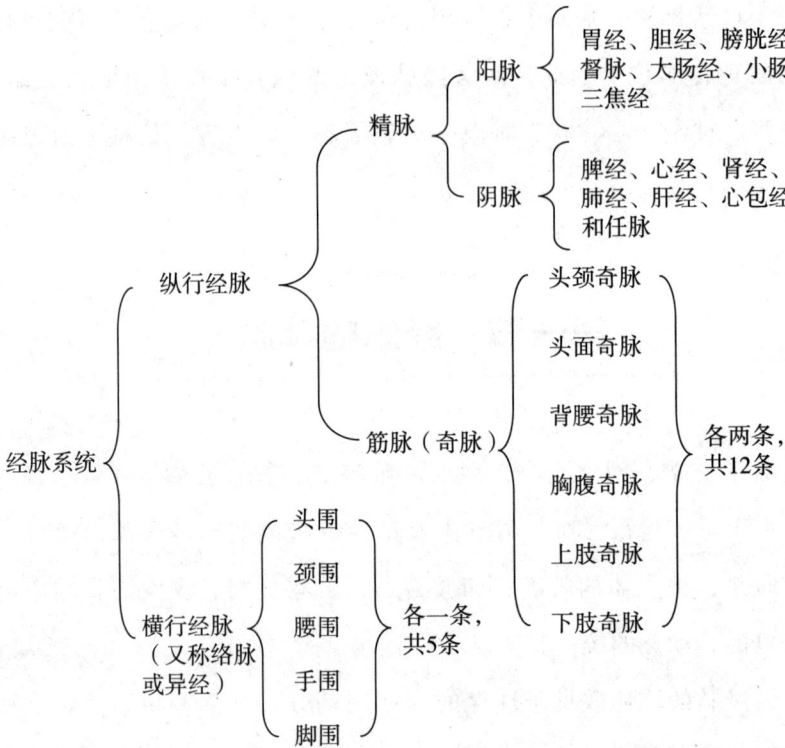

经脉系统
- 纵行经脉
  - 精脉
    - 阳脉：胃经、胆经、膀胱经、督脉、大肠经、小肠经、三焦经
    - 阴脉：脾经、心经、肾经、肺经、肝经、心包经和任脉
  - 筋脉（奇脉）
    - 头颈奇脉
    - 头面奇脉
    - 背腰奇脉
    - 胸腹奇脉
    - 上肢奇脉
    - 下肢奇脉
    - （各两条，共12条）
- 横行经脉（又称络脉或异经）
  - 头围
  - 颈围
  - 腰围
  - 手围
  - 脚围
  - （各一条，共5条）

图5-1　回医经脉组成

一、纵行经脉

（一）精脉

　　共14条，不论从"脑"发出的精脉，还是输归于"脑"的精脉，皆与

"脑"连属，且贴近于头脑者，为"阳脉"。反之，凡衔接于上述来去之阳经，距头脑远而在循行中连属脏者，为"阴脉"。如胃经、胆经、膀胱经、督脉以及大肠经、小肠经、三焦经都属"阳脉"，而脾经、心经、肾经、肺经、肝经、心包经和任脉都属"阴脉"。

（二）筋脉

"筋脉"是为加强阴阳表里经脉联系，流行分布于"精脉"十四经未能到达的器官和形体部位，以补十四经之不足，以协助"精脉"调节气血体液，维持人体生理功能的经脉。"筋脉"按其所循行部位的器官、形体命名，其分类按其人体部位有头部筋脉、面部筋脉、胸腹部筋脉、腰背部筋脉及四肢筋脉等。因其有别于"精脉"，又有着奇特的疗效，又称之为"奇脉"。

二、横行经脉

横行经脉（络脉）是横向分布于体表，网络纵行经脉的五条脉络，又称之为"络脉""异经"。因围绕额头、颈项、腰腹、手腕、脚踝五个部位分布，所以也称为"五围"。

回医的特色诊疗方法常常针对"筋脉"和"络脉"进行施治和调理，从而疏通经络，调理脏腑，平衡阴阳。临床应用过程中又将"筋脉"和"络脉"通称为"异经奇脉"。

回医药学的经脉学说，也是对阿拉伯伊斯兰医学的继承。据陈定泰在《医谈传真》中提出，"经脉者，有二经二络""二经者，营为一经，卫为一经；卫经者，精气之所藏，营经者，血气之所蕴也。两络者，血自为一络，精自为一络，血络起于脉之末，精络发于脑之根。精从内而出缠于外；血络从外而入缠于内。要皆借息管脉管为生长，为收藏，为推移。脉管之生，根于脊之节，而受气于心之蒂；息管之生，始于喉之左右气门，而散通于三焦"。此说与伊本·西那和伊本·那菲斯对脉络的研究成果相吻合，反映了回医药学关于经脉"发于脑之根"从内而外，从上而下，又从外而内，从下而上入注回脑，而分泌散通体液，维持人体脏腑器官形体与气质四性的正常活动。

第三节　经脉的循行

一、纵行经脉的走向

（一）精脉之阳脉走向

1. 胃经

【经脉走向】起于鼻翼外侧，上行到鼻根部，与旁侧的足太阳经交会，向下沿鼻的外侧，进入上齿龈，回出环绕口唇，向下交会于唇沟的承浆，再向后沿着口腮后向下，出于下颌大迎穴处，沿着下颌角的颊车，上行耳前，经过足少阳经上关，沿着发际，到达前额。

再从大迎之前下走人迎，沿着喉咙，又锁骨上窝进入体内，向下通过横隔，属于胃，联脾络。

另从锁骨上窝部直向下行，经乳头，向下挟脐旁，进入少腹部的气冲穴处。

另从胃下口部沿着腹里向下到气冲会合，再由此下行至髀关，直抵伏兔部，下至髌骨，沿着胫骨前脊外侧，下经足跗，进入第二趾外侧端。

胫部的分支从膝下三寸处分出，进入足中趾外侧。

又从足跗部分出，进入足大趾内侧端，与足太阴经相连接（图5-2）。

【主治概要】以胃肠道疾病为主，以及头、面、眼、鼻、口齿和下肢前面病证。

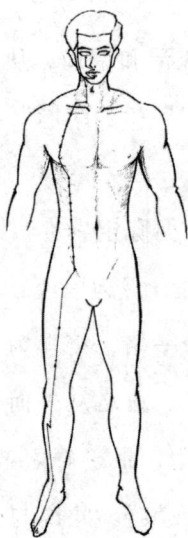

图5-2　胃经

2. 胆经

【经脉走向】起于目外眦向上到达颞部，下行至耳后，沿着颈部行于手少阳经的前面，至肩上，向下进入锁骨上窝。

肩上退回交出于手少阳经后面。

耳后的支脉，从耳后进入耳中，出来经过耳前，到目外眦的后方。

目外眦部的经脉，从外眦处分出，下走大迎，与手少阳经会合与眼眶下，下经颊车，至颈部与前入锁骨上窝的脉相会合，然后向下进入胸中，通过横膈，联络肝，属于胆；沿着胁肋里面，出于少腹部的腹股沟部，经过外阴部，横入髋关节处。

锁骨上窝直行的经脉，下走腋窝前面，沿着侧胸部，经过胁肋部，与前入髋关节的经脉会合，再向下沿着大腿和膝关节的外侧，向下经腓骨前面，出于外踝前面，沿着足跗部，进入第四趾外侧端。

足跗部经脉：从足临泣处分出，沿着第一、二趾骨间到足大趾外侧，与足厥阴经相连接（图 5 – 3）。

【主治概要】偏头痛，耳聋，耳鸣，肝脏，胆囊病症，以及侧胸，胁肋，下肢外侧病证。

3. 膀胱经

【经脉走向】起于目内眦，上颌，交会于巅顶。

巅顶部分支，从头顶到颞部。

巅顶部直行的经脉从头顶入里联络与脑，回出分开下行项后，沿着肩胛骨内侧，挟着脊柱，到达腰部，进入内腔，联络肾脏，属于膀胱。

腰部的经脉：向下通过臀部，进入腘窝中。

后项的经脉：通过肩胛骨脊柱缘直下，经过臀部下行，沿着大腿外侧，与腰部下来的经脉回合于腘窝中。

从腘窝向下，通过腿肚内，出于外踝后面，沿着第五趾骨粗隆，至小趾外侧端，与足少阴经相连接（图 5 – 4）。

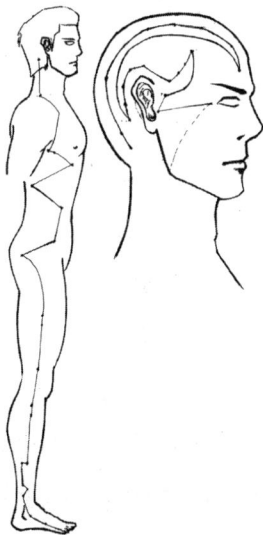

图 5 – 3 胆经

【主治概要】眼科病症，头、项、腰、背、骶，及下肢后面病证，精神病，癫痫等。

位于背部第一侧线上的一些"背俞"穴，主治各有关脏腑以及与这些脏腑功能有关的组织、器官病证。

4. 督脉

【经脉走向】起于小腹内，从会阴部向后行于脊柱的内部，上达风府，进入脑内，上行巅顶，沿前额下行至鼻柱（图5-5）。

【主治概要】休克，昏迷，发热，小儿惊风，疟疾，精神病，泌尿、生殖系统病证。

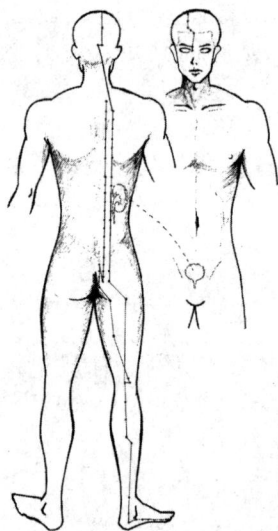

图5-4 膀胱经

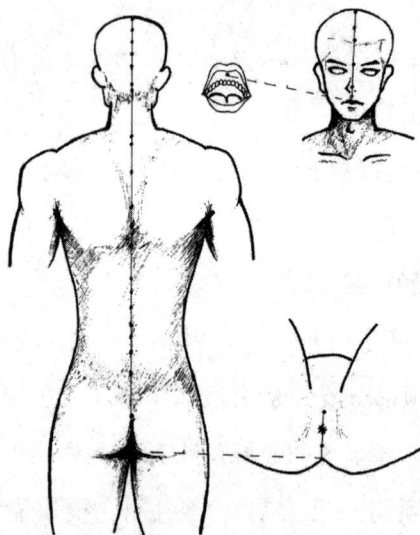

图5-5 督脉

5. 大肠经

【经脉走向】起于手指末端，沿着食指桡侧向上，通过第一、二掌骨之间，向上进入两骨之间的凹陷处，沿着臂背侧的桡侧缘，上行肩端，沿肩峰前缘，向上出于手足三阳经聚会处的大椎穴，再进入锁骨上窝部，联络肺脏，通过横膈，属于大肠。

另从锁骨上窝部上走颈部，经过面颊，进入下齿龈，回绕至上唇，交叉于人中，左侧筋脉向右，右侧筋脉向左，分布在鼻孔两侧，与足阳明胃经相连接

（图 5 - 6）。

【主治概要】 治疗头面、五官和颈部病证为主，如头痛、面瘫、眼、鼻、喉咙、口齿、颈部及上肢部桡侧病证。

6. 小肠经

【经脉走向】 起于小指尺侧端，沿着手掌尺侧至腕部，出尺骨小头部，直上沿前臂背侧的尺侧缘，经尺骨鹰嘴与肱骨内上髁之间，沿上臂背侧后缘，出肩关节，绕行肩胛部，交会与大椎，向下由锁骨上窝进入胸腔，联络心脏，沿着食道，通过横膈，到达胃部，属于小肠。

又从锁骨上窝沿着颈部，上达面颊，到目外眦，转入耳中。

再从颊部上行眼眶，抵鼻旁，到目内眦与足太阳经相连接（图 5 - 7）。

【主治概要】 耳聋，耳鸣 项背，肩胛，上肢尺侧病证。

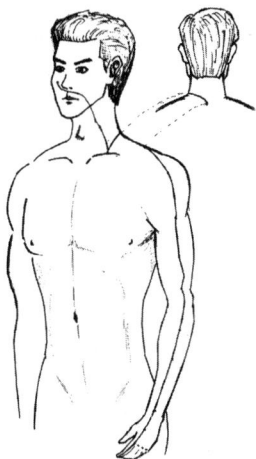

图 5 - 6 大肠经

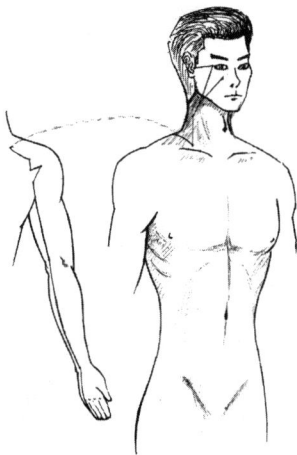

图 5 - 7 小肠经

7. 三焦经

【经脉走向】 起于无名指末端，向上出于第四、五掌骨间，沿着腕背侧桡骨、尺骨之间，向上通过肘尖，沿上臂外侧，上达肩部，交出足少阳经的后面，向前进入锁骨上窝部，分布于膻中，联络心包，向下通过横膈，从胸至腹，属于三焦。

又从膻中向上，出于锁骨上窝，上走颈部，沿耳后直上，再经颞部下行面颊，到达眼眶之下。

再从耳后进入耳中，出走耳前，与前脉交叉于面颊部，到达目外眦，与足少阳经相连接（图5－8）。

【主治概要】耳聋，耳鸣，以及头颞，上肢背侧病证。

（二）精脉之阴脉走向

1. 脾经

【经脉走向】起于蹈趾末端，沿着足跗内侧赤白肉际，上行内踝前面，沿着胫骨后面，交叉到足厥阴经前面，经膝关节及大腿内侧前缘至腹部，循足阳明经外侧上行胸部，再下行到达胁部。

从腹部入里的经脉：属于脾，联络胃，通过横膈上行，挟食道两旁，联系舌根，分散于舌下。

胃部的经脉：又向上再通过横膈，入注于心中，与手少阴经相连接（图5－9）。

【主治概要】胃肠以及生殖、泌尿系统病证。

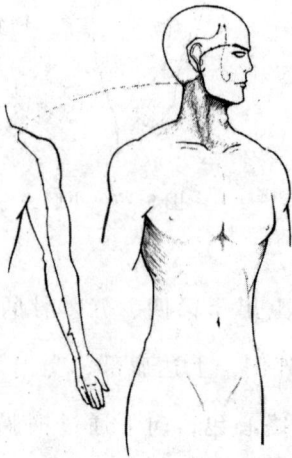 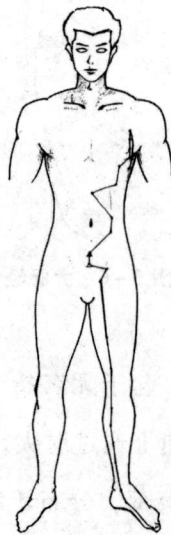

图5－8　三焦经　　　　　图5－9　脾经

2. 心经

【经脉走向】起于心中，出属"心系"（指心与其他脏腑相联系的组织），通过横膈，联络小肠。

向上的脉：挟着食道上行，联系"目系"（指眼与脑相联系的组织）。

心系直行的脉：上行于肺部，再出于腋窝部，沿上臂掌侧尺侧缘，行于肺经和心包经的尺侧到达肘窝，经前臂掌侧尺侧缘，进入掌内，沿小指桡侧至末端，与手太阳经相连接（图5-10）。

【主治概要】精神病，癫痫，失眠，心动过速或过缓，心律不齐，心绞痛等症。

3. 肾经

【经脉走向】起于足小趾下，斜向足心，出于舟骨粗隆下，沿内踝后，进入足跟，再向上行于腿肚，腘窝的内侧，经大腿内侧后缘，通向脊柱，属于肾脏，联络膀胱，还出于前，循横骨上行，到达锁骨下缘，。

从肾脏直行的经脉：向下通过肝和横膈，进入肺，沿喉咙，挟与舌根两侧。

肺部的经脉：从肺出来，联络心脏，入注于胸中，与手厥阴经相连接（图5-11）。

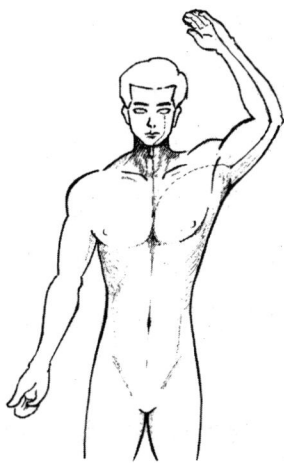 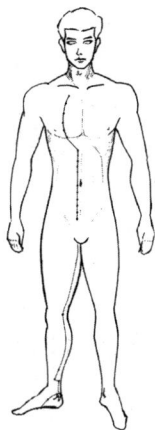

图5-10 心经   图5-11 肾经

【主治概要】：生殖、泌尿系统病证，以及慢性腰痛，喉咙，牙痛，失眠，眩晕，耳鸣，视力减退等病证。

4. 肺经

【经脉走向】起于中焦，向下联络大肠，回过来沿着胃的上口，透过横膈，属于肺脏。从肺系（指与肺联系的组织）横行出来，向下沿上臂内侧，行于手少阴经和厥阴经的前面，向下进肘窝中，沿着前臂掌侧的桡侧缘，进入寸口（桡动脉搏动处），经过鱼际部，沿着它的边缘，出拇指的桡侧端。

从列缺处分出的经脉：一直走向食指桡侧端，与手大肠经相连接（图5-12）。

【主治概要】治疗呼吸系统疾病为主，如咳嗽、哮喘、咯血、胸痛、咽喉部炎症，以及呼吸衰竭、窒息等症。

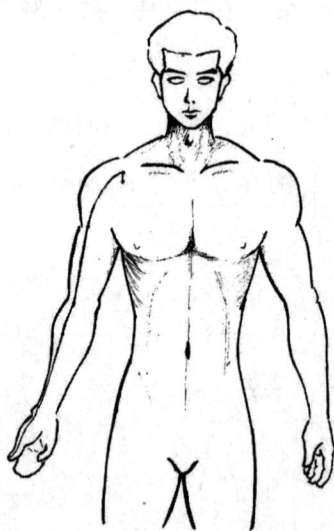

图5-12 肺经

5. 肝经

【经脉走向】起于足踇趾上面，沿足跗部经过内踝前面，向上至内踝上八寸处交叉到足太阴经的后方，上行膝关节内侧，沿着大腿内侧，进入阴毛中，绕过阴部，上达小腹，至乳下二肋。

入内的经脉：挟着胃旁，属于肝，联络胆，向上通过横膈，分布于胁肋，沿着喉咙后面，进入鼻咽部，连接于目系（眼与脑相连接的组织），向上经前额，与督脉会合于巅顶。

目系的支脉：下行颊里，环绕口唇。

从肝分出的经脉：通过横膈，向上流注于肺，联络于手太阴肺经（图5-13）。

【主治概要】头痛、眩晕、面肌痉挛、精神病、癫痫、小儿惊风、眼科病证，睾丸肿痛、黄疸、胁痛等病证。

6. 心包经

【经脉走向】起于胸中，属于心包，向下通过横膈，从胸至腹依次联络三焦。

胸部经脉：沿着胸中，至胁部，当腋下三寸处，上行抵腋窝，沿上臂内侧，行于肺经和心经之间，进入肘窝，向下行于前臂掌长肌腱与桡侧腕屈肌腱的中间，进入掌内，沿中指到指端。

掌中的经脉：从掌中劳宫分出，沿着无名指到指端，与三焦经相连接（图5－14）。

【主治概要】治疗心脏、血管系统病证为主，以及胃痛、呕吐、精神病、昏迷等症。

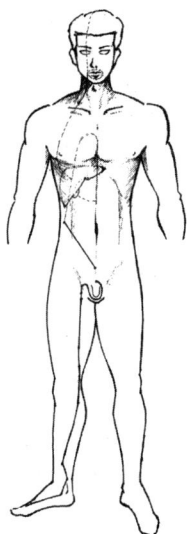

图5－13 肝经

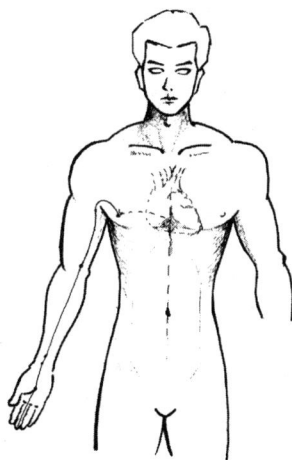

图5－14 心包经

7. 任脉

【经脉走向】起于小腹之内。从会阴部，沿腹壁之内经过关元，到达咽喉，再上行环绕口唇，经过面部，进入眼眶下（图5－15）。

【主治概要】生殖、泌尿系统及肠、胃、心、肺病证。

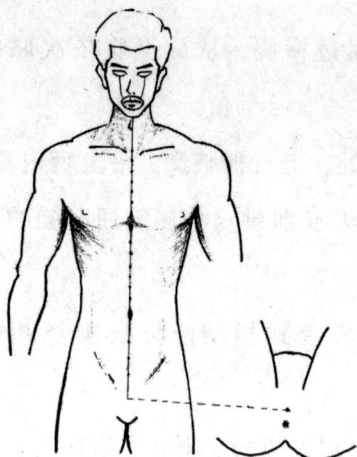

图 5 – 15 任脉

（三）筋脉走向

筋脉按其所循行部位的器官、形体命名，有头部筋脉、面部筋脉、胸腹部筋脉、腰背部筋脉及四肢筋脉等。因其有别于"精脉"，又有着奇特的疗效，又称之为"奇脉"。其走向见图 5 – 16。

1. 头颈奇脉：头颈奇脉是发于脑的督脉别处与百会穴一寸向后沿督脉两侧下行至大椎穴旁开一寸的两条筋脉。

2. 头面奇脉：头面奇脉是发于脑的督脉别处与百会穴两寸向前经当阳、阳白，过眼睛进四白穴、颊车穴下至缺盆穴内一寸的两条筋脉。

3. 背腰奇脉：背腰奇脉是上接头颈奇脉向下循行于脊柱两侧，旁开督脉一寸的两条筋脉。

4. 胸腹奇脉：胸腹奇脉是上接头面奇脉缺盆穴旁开任脉两寸下行气冲穴的两条筋脉。

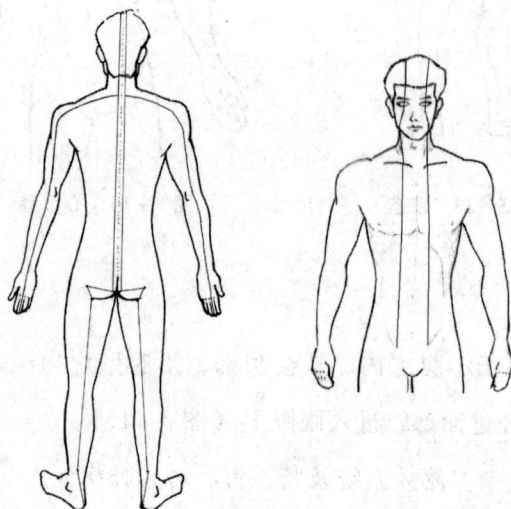

图 5 – 16 筋脉（奇脉）走向

5. 上肢奇脉：上肢奇脉是上接头颈奇脉自大椎穴旁开一寸起，过肩井、巨骨穴沿着大肠经与三焦经的中间下行至中指指尖的两条筋脉。

6. 下肢奇脉：下肢奇脉是上接与背腰奇脉外出经环跳穴直下过委中、承山穴至脚后跟的筋脉。

二、 横行经脉的走向

横行经脉是横向分布于体表，网络纵行经脉的五条脉络，又称之为"络脉""异经"。因围绕额头、颈项、腰腹、手腕、脚踝五个部位分布，所以也称为"五围"。其走向见图 5 – 17。

1. 头围：头围是横向循行于头部的经四白穴和脑户穴连线上下一寸许的环形带状脉络。

2. 颈围：颈围是横向循行于颈部的上下一寸许的环形带状脉络。

3. 腰围：腰围是横向循行于腰腹部，前后以命门穴和气海穴连线的上下一寸许的环形带状脉络。

图 5 – 17　络脉（异经）
五围分布图

4. 手围：手围是横向循行于手腕部（经阳溪、阳池、阳谷、太渊、大陵、神门）自腕横纹至内、外关穴之间的环形带状脉络。

5. 脚围：脚围是横向循行于脚踝部，自内踝上至三阴交的环形带状脉络。

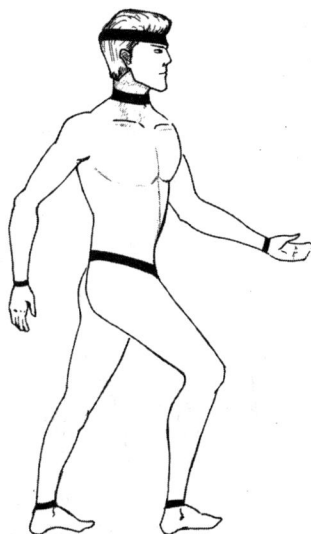

第四节　经脉的流注

一、 经脉流注顺序

经脉发自于脑，后复回脑，流注顺序依次为：脑白质、胃经、脾经、心经、小肠经、脑红质、膀胱经、肾经、肝经、大肠经、脑黄质、胆经、肝经、心包经、三焦经、脑黑质、督脉、任脉，复回脑白质。

诸阳经始于手而交于头（任脉除外）：如耳系胆经、三焦经；口鼻系胃经、小肠经；目系膀胱经、大肠经；舌系督脉、任脉（如图 5-18 所示），与回医药学经脉自脑而通于诸窍，"脑，盖承心之所施，而施之于百窍也"同为一理。

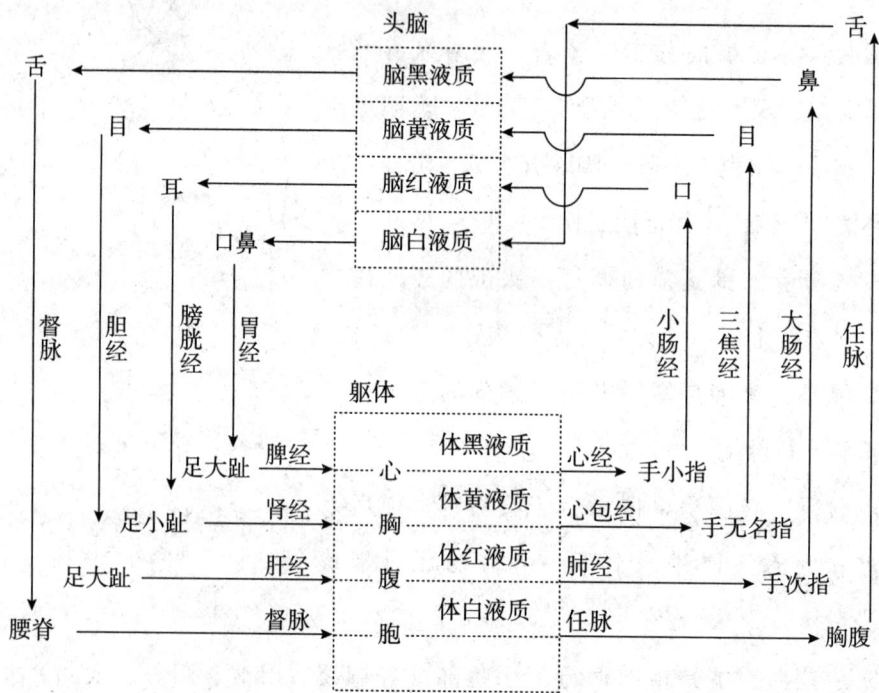

图 5-18　经脉走向与四液流注示意图

二、　经脉流注特点

精脉之阳经者皆"发于脑之根"，脑之精液质为"心之灵气，与身之精气，相为缔结而化焉者也"。"纳有形于无形，通无形于有形，是为百脉之总原"。其"筋脉自脑而通至于周身，则通身得其总觉之力，而手能持，足能行，百体皆知痛痒"。心及其他脏腑与经脉连属而"总统内外""而亦不能不有资于脑"。故"脑"为"百脉之会""百脉皆归于头（脑）"。又云："头乃手足六阳经所会。"

研究认为，脑液富有多种功能。回医药学将其分白、黄、红、黑四种脑液质。脑液相当于现代医学"脑脊液"，每天可分泌300毫升，其液日夜流淌，滋润全脑。脑液来源于脑的两个侧脑室，靠室内脉络丛，源源不断地泌涌出清澈的"泉水"来，有序地流入"三脑室"，接着急流涌进一个长2厘米的中脑导水管中，此险段很易出问题。通过此狭关险段，便豁然开朗，来到脑的"第四脑室"及"延髓池"，由此再各奔西东，水流四方，分别流向椎管内及大脑表面的广阔的蛛网膜下腔。

当脑液分流至蛛网膜下腔，其液如容纳百川的大海，形成独特的"髓海"，最后依靠无数的蛛网膜颗粒，又把一滴滴返归复回的"水"重新吸收入脑血管内，形成一个周而复始的良性循环，维护着大脑的"生态平衡"，参与生命的给养。

经脉自脑流通全身，首先筋络自脑而通至于耳、目、口、鼻、舌，再依次流通于经脉中胃、膀胱、胆、肾四脉，下注于足，自足交接于经脉中脾、肾、肝及任四经。而先之四阳经自脑出发属腑，交之于先之四阴经属脏，借脏位为用，以引灌育养者也。而后四阴经（心、心包、肺及任四经）脉络交布，循环贯注，以取资于先四阴经之精气以养其形。此其所以诸阴经及其属注脏腑所以灵活也。

经脉"由身而至于心为升，由心而至于身为降"，故经脉中一半为升，一半为降。升降也关系到脏腑经络，气血阴阳，体液四性等各方面的功能活动。升降虽统贯无形，却在无形中显现有形；经络虽直贯有形，却在有形中显现无形。

中医学以肺经为经脉之始，回医药学却以胃经为经脉之始。经脉中胃经属胃络脾，而胃者，水谷精液之海。"海之所行云气者，天下也；胃之所出气血者，经髓也"。元气"非胃气不能滋之"，回医学这样谆复其辞，以强调胃气与胃经的重要性，从而构成其"土生万物"之说，故回医药学立胃经为始，寓意深也。

任脉虽为阴经，但中途无有附寄，故直返复回，输流于脑。督脉虽为阳经，亦能从腰骶，直贯入小腹胞中，与任脉贯通，独行于腹之中。于腹之两旁，入肾经；又开两旁，系胃经，又开两旁，系脾经，在两胁系肝经；胁与脊之间，系胆经。其督脉自发于脑，过头顶，于脊之中行，脊之两旁，系膀胱经。

始发于脑之三阳经，下行足三外廉，从足之内廉上行者，系先三阴经。后三阴经行手之内廉。复回于脑者，系后三阳经，行于手背之旁。

第五节　经脉的濡养与辨证

一、经脉的濡养

人体的各个脏腑组织器官，均需依赖气血体液的濡养，才能维持其正常的生理活动。而气血体液的濡养，自经脉而通于脑和脏腑组织器官。"其有滋养者有二根焉：外根曰脐，内根曰胆"。外根滋养始于脐，脐为任脉和胃经所主，胃经为诸经之始，任脉为诸经之末。濡养之始终，根于脐，而"脐能引母之气血入胃，以取其滋养"，又称经脉先天滋养之根。内根滋养始于胆，因"胆能于气血之所引入者，分别美恶，而但用其美者，收其毒者"，回医学亦有"凡十一脏取决于胆也"之说。可见，胆在后天滋养中的地位。胆总领经脉，导上宣下，和调内外之气。胆经上通脑，下输诸经，协助脑分清别浊，支配黄胆液质，灌濡向身。此二根之所以滋养，内而脏腑，外而百窍，皆赖于脑之溢滋和经脉之传输作用。正如《灵枢·本脏篇》言："经脉者，所以行气血而营阴阳，濡筋骨，利关节者也。"

二、经脉辨证

人体各个经脉互相联系，通过四体液的分泌输布，保持着机体的相对平衡协调。经脉的生理活动与脑关系密切，也与体液的清浊远近及禀性有关。

一般而言，最敏感的体液是白液质，其次是红液质，再次是黄液质和黑液质。

从清浊远近而言，至浊的及浊中之清的体液质，"浊者近而且小"，距心脑及脏腑器官近，机能活动和敏感程度有限，但"兼乎内外"，外至周身皮肉筋骨经脉，内至心质脏腑组织相连属的经脉，至清的及清中之浊的体液质，"清者远而且大"，距心脑及脏腑器官远，机能活动和敏感程度无限，且"无有表里"通布全身经脉，表之属水土者与里之属气火者互为统贯。

在诊治疾病过程中，运用这些观念，对心脑及脏腑器官疾病，多从黑黄体液、浊疾根源施治；见全身及情志方面的疾病，多从白红体液，冷润根源施治。

当脏腑器官及躯体有慢性局限性病变时，经脉感传于脏腑肌肤最敏感的经脉及相应穴位，或灸，或针刺，以脏腑部位肌表经络穴位为主，此所谓"近端取穴"。

当脏腑器官及躯体病变，转变慢性呈不典型性表现，经脉感传趋于头"脑"部，即将原来脏腑躯体病变兴奋，投回于大脑皮层感觉区。治疗或灸，或针刺，以头部经络相应穴位为主，此所谓"远端取穴"或"下病上取"。

如《回回药方》言，病变仅局限于脏腑躯体者，"便知此疮在肝经内皮生"，治以"将灸的器于肝经下右胁里向稍上处一灸。要烧令皮破，于近肝经的内皮上，使其脓流数日去净"，"后将能洗去根源于此证相宜的汤药与吃，令去净"。同样，如胃经有病，"凡人多有润从脑经下到胃经"者，治疗"止于胃口上可灸三处，如鼎足状"。当病变日久，其敏感区转回头部者，如"眼疼日久气窄，并癫三等证候，可于头上灸""若恐生癫证者，头上灸五处：一在脑之生发起处，二在囟门以上少许，三在头后风府穴稍上，后二处在两耳后脑骨辏接处"。

由此可知，回医药学早已认识到经脉与脑，与脏腑器官、躯体肌肤连属，与四体液及其清浊敏感微显程度关系极为密切，并运用于诊断治疗过程中。

第六章

气　力

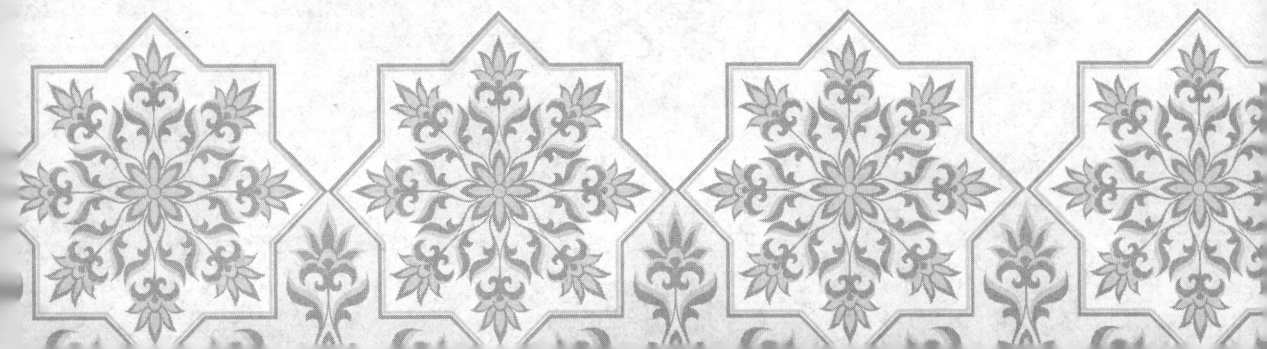

气力是回医药学对人体生命活动的重要认识内容。回医药学认为，生命形成、发展中的各种能力和机能，是维持和推动人体智力、体力和脏腑功能的主要因素。并把这些人体生命机能及其活力程度总称为气力，根据气力的产生、存在及其作用，又分为生命力、觉动力和自然力三大类。

第一节　生命力

回医药学认为生命力随世界宇宙的形成而存在，是真一在大世界宇宙与小世界人体的存在动力。在大世界宇宙形成变化过程中，这种力通常意味着有形之质与无形之气中蕴藏着的真一之力，即"真元力"。这种真元力是大世界宇宙的生命力，它常以风、寒、温、热、燥、湿等气淫，及四季四时五彩缤纷变化的可观形质等表现出来。此力与天随行，同天地久长。在小世界人身形成变化过程中，这种力通常是小世界由无形而显至有形，是真一在小世界人体的存在根本。是每个人所具有的力，是性命之根，活力之本。即所谓"真宰首显之元性也。古今人物之性命，莫不从此而印析之，所谓千古群命之一总命也。真宰之起化也，从此境起。万化之归真也，从此境归。此一性者，起始归宿之一大都会也。其为性也，周遍普世，无去无来，天地人物，所公共者也"。

生命力伴随着生命的产生而存在，推动和维持着人体脏腑组织器官的机能活动，随着人体的生长、发育、疾病和衰老而呈现盛衰。生命力还必须依赖后天营养物质的不断补充和滋养。因此，生命力源于先天，而依赖于后天。它既是生长发育的推动力，也是抵抗各种疾病的防御力。生命力因人不同而存在差异。这种差异形成于先天不足、失于摄生或后天滋养不当。它可以影响人的身高、智力、体质等方面的发育，也决定了每个人对于某些疾病的不同的抵抗力。因此，生命力差异与人的健康水平、抗病能力和寿命长短密切相关。

一、 生命力对人体的作用

（一） 生命力是生命过程的根本动力

生命都要经历发生、发展、衰老和死亡的自然过程。生命力推动着人的生长、发育，贯穿并维持着生命的全过程。从胎儿期至青春期，生命力是蓬勃发展的，呈增长的、向上的、上升的趋势。青春期至成年期，生命力逐渐达到平稳状态，这一阶段人体生长发育速度变缓，渐趋成熟，此时体格、素质、机能和适应能力均达到较高水平，生理和心理活动日益稳定。但此时也是人身心负担最沉重的时期，面临着社会义务和角色的转换，处于社会、家庭、工作、生活的多重压力中。从成年期后，人体就逐渐出现生命力不足的表现，机体结构和功能发生一系列的慢性退行性改变，机体对内、外环境变化的适应能力减退，主观上产生衰老感，食欲差，易疲劳而恢复缓慢。这一过程是缓慢的，进行性的，随时间的增加日趋严重。可见，生命力随时间推移而发生变化，并且具有阶段性的特点。研究生命力的变化趋势，寻找影响生命力有利的和不利的因素，对于防治疾病，制定保健和延缓衰老的决策具有重要的意义。

（二） 生命力是抵御疾病的基本能力

生命力推动着人体各脏腑功能的正常运行，而正常的脏腑功能是抵御各种疾病的前提条件。生命力和致病因素对人体的作用是尖锐对立的，且有此消彼长的特点，两者的力量对比和消长变化决定了疾病的发生、变化和转归。一般来说，婴幼儿期至成年期，体现了生命力的优势，这一期间抗病防病能力强，患病后易于痊愈，预后和转归相对较好。人体在成熟期以后，由于生理性和病理性衰老常同时存在，加之体内和体外因素共同作用，使生命力呈现不足的变化趋势，抗病能力下降，患病的预后和转归相对较差。生命过程是与内外致病因素不断斗争的过程，生命力充足，则抵御疾病的能力就强。

（三）　生命力的时程盛衰是生命活动的内在决定因素

生命力来自先天，决定了其有定数。这一定数包括其决定了生命活动的长短和品质。严格意义上来说，每个个体的生命活动的长短，即寿命是一定的。既有定数，则决定了其必然有时间范围，并符合事物发展的规律，即随时间的变化而呈现上升、平稳及下降的过程。在这一发展过程中，生命力亦随之而变化。这种变化，最终影响了生命的品质。生命力旺盛，则生命品质就高；生命力衰败，则生命品质低下，并常伴随疾病丛生。因此，衰老是生命力的必然发展过程，它是产生衰老性疾病的基础。

二、　生命力与人体的健康状态

生命力的强弱决定了人体处于何种状态，当其充足时，机体抵抗疾病的内在能力就强，人体就处于健康状态；反之，人就处于健康波动和疾病状态。补益和提高生命力，有助于人体由疾病状态向健康状态的转化，生命力的强弱是人体状态转化的关键。

导致生命力不足的原因，包括先天和后天两个方面的因素。

（一）　先天因素

先天因素源自父母的差异和随年龄增长的自然衰退等无法抗拒的因素。一般来说，父母的禀质好坏影响子女后代的禀质优劣。主要反映在父精与母血的质量差异。其质量高，则后代的先天禀质优，生命力充足；其质量差，则子女后代的禀质就较差，其生命力则表现不足。许多先天性疾病就是源于父母一方或双方的禀质缺陷。生命力随着时间发展而衰退，是不可抗拒的自然法则，以如前所述。

（二）后天因素

导致生命力不足的后天因素多由于后天失养所致。主要包括饮食、工作生活状况、情志欲望、疾病及产后等方面。

1. 饮食失宜

饮食失宜实际上包括两个方面，即饮食不节及饮食不宜。饮食不节主要指饮食的过饱、过饥与饮食无规律，导致一方面损伤脾胃，使胃肠功能紊乱，营养物质吸收、转化、利用障碍，生命力得不到有效的补充与滋养；另一方面又由脾胃损伤导致湿热、痰浊等邪气滋生，伤害生命力，产生疾病。饮食不宜主要指饮食性味的偏向，如过冷、过热、过甘、过咸、过酸、过辣及饮食营养成分低等。饮食性味偏向亦影响生命力质量，导致对生命力的损伤。正所谓"病从口入"是也。

2. 工作、生活状况

主要由于精神紧张、压力大、睡眠不规律、嗜烟酗酒及缺乏运动等不良生活方式和工作方式对生命力的损伤。这些因素是普遍的、明显的，但又是不宜改变的。随着社会的发展，个人面对生存环境、工作程度的急剧变化，引起个体精神层面的压力，从而转移到躯体上，引起躯体的变化和损伤，最终导致生命力的损伤与不足。

3. 情志欲望

回医药学主张人要清静养性，节制情绪的剧烈反应，指出，"常默，元气不伤；少思，慧烛内光；不怒，百神安畅；不恼，心地清凉；乐不可极，欲不可纵"。并要求常以善念存于心中，顺主从命。反对喜怒无常，不择手段获得利益等恶劣行为。认为这些恶劣行为会损害心性，使命性亏欠。因此，过急的情志活动和无节制的欲望都会暗耗命性，损耗生命力。正所谓"善为本用，……恶为作用""所谓情者即性之所发，若无外感之私，自然听命于理，无不善也。倘执己偏，自然不得其正，无非恶也"。

4. 疾病

疾病由外邪侵袭、内邪滋生及意外损害等引起。既产生疾病，人体需要抵御病邪，从而在正邪斗争中损伤生命力，导致生命力不足。在当代社会，一些治疗疾病的手段反而在祛邪之时损伤生命力，比如大型外科手术、肿瘤的放化疗等。

5. 产后

妇女生产过程本身易损耗气血，如果产后失于调养，则会使余邪不去，正气更损，从而导致生命力的受损。

三、 生命力的调护、 滋养与补充

生命力是生命活动的总体反映，受到诸多因素的影响而易损伤。因此，必须对生命力加以调护、滋养与补充。回族先贤曾提出"调顺四时，节慎饮食，起居不妄，使以五味调和五脏。五脏和平则血气资荣，精神健爽，心志安定，诸邪自不能入，寒暑不能袭，人乃怡安"。

（一） 生命力的调护

消除导致生命力不足的不利因素，是调护生命力的主要内容。主要从以下几个方面着手。

1. 清静养性，存善养命

回医药学认为"先天为命，后天为性，命乃种子，性乃果子，命非性不离于性，性非命不离于命。非命则无性，非性则不全矣"。明确指出命由先天已定，而显于后天之性。故养性即是养命，是对生命力的重要保护途径。而"善恶乃性命之发用"，因此，清静养性，存善抑恶，即是养命。

另一方面，清静养性，少私寡欲，善自内生，而恶即远遁，则命得全养，达到"长有天命"的目的。

2. 饮食得宜，择善而取

回医药学认为，"人为万物之灵，首立纲常，以正心诚意修身为本，其立身之道，莫要于衣食，少有缺乏，则身不能立，而道亦不修，是以衣必取其清洁，食必择其善良"。世间万物虽供人取用，但必须有所选择，有所节制。食必择良善，以其性善也，以善养善，性善也，命则全矣。食必有所节制，所谓"美食生病"，以其性味偏颇，滋生病邪，暗伤性命。

回医药学主张饮食上要严禁烟酒，尤其是酒。认为"酒，味苦甘辛，大热，有毒。主行药势，杀百邪，去恶气，通血脉，浓肠胃，润肌肤，消忧愁。少饮尤佳，多饮伤神损寿，易人本性，其毒甚也。醉饮过度，丧生之源。饮酒不欲使多，知其过多，速吐之为佳，不尔成痰疾。醉勿酩酊大醉，即终身百病不除。酒，不可久饮，恐腐烂肠胃，溃髓，蒸筋"。"彼能易人之志，浊人之神，使智者惑，贤者愚，廉者贪，节者淫，信者迁，顺者逆"。甚至认为，"酒为诸恶之钥匙也"，即酒能滋生诸恶，损坏心性，伤害生命力。

3. 淡泊名利，明性见真

回医药学认为"人生在世，即是客商。所有之物，无非借贷""世人以客寓为家乡，以假借为自有，盖因染于名利之私，惑乱本心明体，终日忙忙，忘却生死，诚可怜悯"。又说名利"此二种者，……滋生众过之根，能蠹万善之果，不可不知也"。指出淡泊名利，明性见真，是修身养命的根本。对于当今社会而言，社会环境的变化，工作状况的改变等，都是生命过程中的自然之常，只要明性见真，清静而对，自能从容应对，保养性命。

4. 预防疾病，善后调摄

回医药学主张净身洁体，焚香避秽，清洁身体与环境；常做礼拜，运动身体，流通气血，以扶养命性，不使邪气侵袭。即病以后，顺命应对，不乱方寸。

对于产后妇女，常要求居密室一月，以避外界邪气侵袭虚体。粥食为主调养，忌生冷寒物，以缓补产后气血亏虚，不使留瘀为患。一月期满后，仍要谨防百日，以免邪气侵犯虚体。

（二）生命力的滋养、补充

命虽源于先天，但命的持续及生命力的维持需要后天的滋养与补充。回医药学认为，"人为万物之灵"，万物皆可供人取用，以维持生命力。所谓"水陆飞行之物，花果草木之精，皆人身体之滋养""是故世间草木，助人身之生长；世间飞行，助人身之运动"。在饮食方面，提倡荤素合宜，反对偏专。即所谓"不偏不倚，随处而安，值素亦不思荤，非不食荤也；值荤亦不必素，非不食素也，听命自然，略无冀慕而自专也"。而且对于肉食的选择，是有严格规定的。有可食者与不可食者。其中"可食者，如畜养之类，牛、羊、鸡、鸭、鹅是也；山野之类，獐子、兔、鹿是也；水潜之类，鱼、虾是也；飞翔之类，天鹅、野鸭是也"。"不可食者有七：惯于刁抢者不可食，鹰、鹞之类是也；性之惨酷者不可食，虎、狼之类是也；形异于常者不可食，鳖、鳝、刺猬之类是也；秽污不堪者不可食，豕、犬之类是也；乱群而生者不可食，驴、骡之类是也；半途而化者不可食，猫、鼠之类是也；有大功于世者，若牛亦不可轻宰也"。

万物虽皆可为人所用以滋养生命力。但是其中有些物质的滋养力更强，常被特选使用，如具有明显促进和增强人体生命力的作用的动物胎盘和植物的胚芽。动物胎盘是孕育生命的摇篮，"虽禀后天之形，实得先天之气"，富含生命的初始物质滋养力。胎盘为血肉有情之品，含先天阳气，精气萌动，可滋养人的一切虚衰，"久服耳聪目明，须发乌黑，延年益寿，有夺造化之功"。植物胚芽是种子萌发所产生，是植物生命之始源，种子只有在萌发后才表现出强大的生发力、生命力，有破土翻石的强大力量。因而，动物胎盘和植物胚芽富含的初始物质和具有强大的生命活力，可以直接补充和提高人体的生命原动力。更重要的是，利用胚芽类生物活性物质和强大生发力，激发和维持人体自身的生命原动力，调动人体抵御疾病的潜能，增强得病后的自愈能力。

四、　命与形体的关系

命本属伊斯兰生命哲学范畴的概念。它源于先天，是人小世界先天生成六品（体、用、为、命、性理、滨渣）之第四品，而"其本体中无所不有之妙，尽发现于此……"。生命力则是命的运动形象，是基于运动的物质状态的力。命之表现载体，必借形体。故两者相辅相成，相互依存，命无形体则不显现，形体无命则不成立。犹如杏核,无仁则不生杏树;无核皮则仁不能存。因此,命必借形体以彰显,形体因命而存在。因为生命力是命表现于形体之形象,故其对人身有根本性影响,是全美的人及其心身生命活动的成因。生命力之与人身,又犹如气与火,属气者化为心之质,属火者发为灵慧之孔,气不离火,火不离气,无气则火不起,无火则气不显活,正所谓"命为火而血为水,气为风而身为土"。

五、 命与性智的关系

命本与性相关,而涉及"智"者,则是为人与万物不同。"智"即理。回医哲学认为"性"是人与万物的本质区别之处。由命、性、智而成全美之人。

(一) 命与性的关系

回医药学认为,"先天为命,后天为性"。先天命成,后天性现,即"先天来降,后天复升"。性是命的后天存在,心性决定生命力。从"小世界身心性命"可以看出,就后天人体小世界而言,身心彰显性命,心为身之主;性命借助身心而存在,性为命之主。并进一步指出"非性无心,非心无性"。当"心性会合"则"全德昭焉",而"灵明"现,方成完人。

《清真指南》进一步以譬喻形式指出,"人之性亦命之果,在种时叫作命,在取果时就为性……命乃是心命,与真性相连,总谓之本然,所得先天;在牵连身体之时叫作自性,因染于火风水土,在身命相配之后,所得后天。先天阳也,后天阴也,阳则无形,阴则有体。譬如笙箫管笛,吹之则鸣;日影风声,因形始露。所以命清体浊,命阳体阴,阴阳互合"而成人身。可以看出,性、命虽有二称,实则皆系本然,而为一也,即"真性如珠藏蚌,禀性如蚌含珠"。

而性又有等级之不同,可以分为两种。如"性有二等:一曰真性,二曰生性(《正教真诠》谓之禀性)。真性与命同源,所谓仁、义、礼、智之性,所得先天;禀性因形始具,乃火、风、水、土之性,所得后天"。其中,生性又可分为两等,即"生性亦有二等:一曰阴阳之性,二曰父母之性。阴阳之性乃前定大海，囿于万变不同之时光；父母之性乃气禀清浊，染于万变不同之习俗"。

（二） 命与性智的关系

"命乃真宰发现之首品……首品所含之现象，一皆真宰所含之现象。后此造化之事，皆首品之事"。其名又曰"代理"，其中的妙理又可分为两项："一为性，一为智"。而"性，即大用中所谓知之所化也。智，即大用中所谓能之所化也……此性为千古一切灵觉之首，此智开千古一切作用之端。性、智二者，代行造化之本领也。后此凡属有灵之物，皆根此性而始，人、神、鸟、兽之类是也。后此凡属有为之物，皆根此智而始，天、地、万物之类是也"。并进一步指出"首显大命中之本然，曰性、曰智。此之所谓性者，根于大命中之性而起，人之所以然也。此之所谓理者，根于大命中之智而起，物之所以然也。人与物之所以然，皆同出于一原无有别也。乃物之所以然，则称之曰理；人之所以然，独称之曰性"。由此可以看出，性、智皆源于命之本然，"性"乃一切有灵觉的生物尤其是人所具有的一种本质特征。而"智"，即"理"，则为万物所有。人与物的本质区别在于人性之灵觉，在万物生化上，人为万物之灵。回医药学认为万物的化生是有次序的，这种次序为人、鸟兽动物、草木、金石，而其决定因素在于其性理之不同。如《天方性理》所说："人天之性理既备，复自人性之所余剩，而化一切鸟兽之本然。自鸟兽本然之所余者，而化一切草木本然。自草木本然之所余者，而化一切金石之本然。此数等者，又自九品人性中，而流行以出者也。人之性，有生长，有知觉，有灵慧，得其性之全。鸟兽之性，有生长，有知觉，无灵慧。草木之性，仅有生长。而金石之性，则仅有坚定而已。"

生命力，在回族先贤的汉文译著中又称"灵慧""灵感"之命。它是先天"命"通过后天"性"而表现出来的本然活动，它是根本的生命活动，是生命活动状态总的反映。它必借形体为依托而彰显，身体因"性命"而存在。即"灵命不离身体，若离身体则身体皆死""无身体不能显灵命之妙用"。同时，生命力虽源于先天，但又需要后天的滋养与养护，许多因素都会导致生命力受损，有些起源于内在的"性"，有些则来自外界的不利因素的侵袭，故必须从多方面加以修养与固护。

第二节　精神力

系指人体感受体内外各种知觉，产生精神活动并指导运动的各种力的总和。精神力产生的中枢位于大脑，是指导众多精神生理活动的中心，它分为感觉力和运动力两种。

一、感觉力

是指能感受体内外各种知觉和影响以及产生精神活动的力，它分为体外感觉力和体内感觉力两种。

（一）体外感觉力

是指通过五官、肢体及连属的经络，感受各种形色、声音、气味、软硬、触压、冷热、干湿、痛痒等的力。它分为视觉力、听觉力、嗅觉力、味觉力和触觉力5种，与之所属的器官分别为眼、耳、鼻、口和肢体。而体窍总管在脑，如《天方性理》所说，"知觉之为物也，……寓于外者，视、听、尝、臭、触也，寄之于耳、目、口、鼻、肢体""夫一身之体窍。皆脏腑之所关合，而其最有关合于周身之体窍者，唯脑"。正如《天方性理》和《清真指南》言：眼和视觉正常，光明无碍，辨察天地万物之有形色；耳和听觉正常，聪慧无碍，辨聆天地万物之有声音；口舌和味觉正常，谈论咀淡、辨尝天地万物之有气者；鼻和嗅觉正常，呼吸无碍，辨嗅天地万物之有味者；肢体触觉正常，动静无碍，曲直周旋，则有知觉运动，辨触天地万物之软硬、干热、冷湿之物。

1. 视觉力

视觉力是指观察与分辨外界自然现象的能力，视觉力的感受器官为眼。回医药学认为"眼能观""触于目者成色""无目则视不能见""精气所蕴，通于目，能观万物之色"。"盖脑之中，寓有总觉之德也。其筋络自脑而通至于目，则目得其总觉之力而能视"。指出视觉信息的接受与处理受控于大脑，当眼睛感受到外界刺激后，通过经络的运行，外界刺激信息传递到大脑，经过大脑的处理，产生视觉。

视觉力的维持除与大脑有关外，亦与其他脏腑有关，尤其是肝，以"肝开窍于目"也，故视觉异常疾病可以从肝论治。

2. 听觉力

听觉力是指感受与分辨外界声音刺激的能力。听觉力的感受器官为耳，声音信息的接受与处理亦受控于大脑。回医药学认为"耳能闻""触于耳者成声""无耳则听不能闻""盖脑之中，寓有总觉之德也，……其筋络通至于耳，则耳得其总觉之力而能听"，指出听觉信息由耳接受通过经络内通于大脑，由大脑处理听觉信息，感应外界声音刺激，产生听觉。

听觉力的异常除与大脑有关外，与脏腑中的肺肾关系密切。回医药学认为"肾开窍于耳""听通于肾，而养于肺，其聪在耳"，故听觉力异常亦可以从肺肾论治。

3. 嗅觉力

嗅觉力是指感受与分辨外界气味刺激的能力。嗅觉力的感觉器官为鼻。"鼻能闻""触于鼻者成嗅""嗅不可以无鼻""精气所蕴……通于鼻，能嗅万物之气""盖脑之中，寓有总觉之德也……其筋络通至于……鼻，则鼻得其总觉之力而……知臭"。指出嗅觉信息由鼻接受后通过经络传递至大脑，再由大脑处理嗅觉信息，感受到外界气味刺激信息，产生嗅觉。

嗅觉力的正常与脏腑亦有关联，尤其是肺脾两脏。因为"肺开窍于鼻""嗅不感……肺毒涕塞""气生于肺而养于脾，其候在鼻"，故嗅觉力异常亦可从肺脾论治。

4. 味觉力

味觉力是指感受与分辨味道的能力。味觉力的感觉器官为口，主要是指舌。

"口司味""触于口者成味""精气所蕴……通于口，能知万物之味""脾开窍于口，……而其口之所以知味……者，脑之力也""注于舌，则能尝"。指出味觉信息由口舌感触后通过经络到达大脑，再由大脑处理、分析这些信息，产生相应的味觉信息，形成味觉感受。

5. 触觉力

回医药学认为，触觉力是指人体感受、体验与分辨外界机械刺激、温度刺激等，并产生硬软、触压、冷热、湿干及疼痛等感觉的能力。触觉力主要由肢体感触。而其总司在脑。"寒热温凉，触体相关""夫一身之体窍，皆脏腑之所关合，而其最有关合于周身之体窍者，唯脑""筋络自脑而通至于周身，……百体皆知痛痒"。触觉力由肢体感触，经经络传递到大脑，在大脑产生相应的感觉信息，产生相应的触觉感受。

以上五种感觉力由不同的器官为外在的信息接受者，然后通过经络传递至大脑，在大脑产生相应的感觉信息，这些信息再通过经络返回至外在的相应器官，完成不同的感觉过程。故回族文献指出："眼能辨万物之色，耳能辨万物之声，鼻能辨万物之气，口能尝万物之味，舌能言万物之理，五官居外，以应乎内。"

（二）体内感觉力

系指大脑对外界刺激信息感受、分辨、贮存并进一步发挥、衍化的力，是大脑"纳有形于无形，通无形于有形"能力的深层次表现。体内感觉力"分于智而寓之于脑"。《天方性理》说："知觉……寓于内者，曰总觉、曰想、曰虑、曰断、曰记。"指出体内感觉力分为5种：共觉力、想象力、分析力、判断力和记忆力。

共觉力：即总觉力，位于脑前，系指统摄体内外各种感觉力所感受的各种信息并对信息加以处理指导躯体器官运作的力。即"总统内外一切知觉，而百体皆资之以觉者也，其位寓于脑前"。

想象力：即想象，系指由现存事物和现象加以衍化产生另外事物现象的力。通常表现为为了艺术的、知识的或创造的目的，而形成有意识的观念或心理意象的能力和过程。回医药学认为它的中心在大脑前部的后面。"想者，于其已得之故，而追想之，以应总觉之应也""其位次于总觉之后"。

分析力：即分析，是大脑对现存信息思考、分解、组合以辨别其是非利弊、好坏爱恨等的能力。它是将研究对象的整体分为各个部分、方面、因素和层次，并分别地加以考察的认识活动。"虑者，即其所想而审度其是非可否也"。其中心在大脑中部。分析力是大脑高级神经活动的思维能力，是人保持理智的稳定器。

判断力：即判断，是指依据现有知识、经验、记忆等，在分析的基础上加以决断的能力。"灵明果决而直断其所虑之宜然者也"。它的中心在大脑中间的后部。

记忆力：即记忆，系指储存事物和现象内容的力，它的中心在后脑。"于凡内外之一切所见所闻所知所觉者，而含藏之不失也"。

另外，觉动力还具有求知力、创造力和名利力。其中，求知力系指使人对事物探本求源，孜孜以求的力；创造力，系指使人对物品精益求精，不断推陈出新而永不满足的力；名利力系指人们追逐名利并因此而忍辱负重，委曲求全的力。人的觉动力，既受人的道德和个性的影响，又与所拥有的知识和能力有关。所以，回医药学尤为重视道德培养和灵魂修炼，轻物质的享受而重精神的追求，反对奢侈而提倡节制欲念，重视人的道德与责任，强调人们借此而获得纯净的感觉而一生幸福。"二德必待其人修明之，既至而后显也"，即"含有一种清妙之智，统摄活性所有一切之知觉；含有一种清妙之欲，统摄气性所有一切之爱恶"。全身心向善，追求哲学智慧，以启迪心智，精神倍增。

二、 运动力

运动力是指保持组织器官运动和对精神活动产生影响的力。它包括两个层面：有形的组织器官运行与无形的精神活动。正如《天方性理》指出："运动者，因其知觉之所至，而运动以应之。"

（一）组织器官的运动力

组织器官运动的推动力来自于气血，受控于大脑。比如呼吸、消化、排泄、四肢运作等都受到大脑的控制，而其过程则受气血运行来推动。即"运之于脏腑之间者，气之事也；动之于四肢百骸者，气与血兼行之事也"。

（二）精神运动力

它分为督力和役力。即"有督力焉，有役力焉"。

1. **督力**

督力，又叫动力、向往力。是人欲从事某事的激发力。即"督寓于心，所以起运动者也"。督力，又可分为欲往力和反抗力。欲往力又称刺激力，即决意做或不做某件事；人们认为可以做某件事时，欲往力就增强；不可以做时，就产生反抗力，不做这件事。

2. **役力**

役力，又叫毅力、意志。是指人们为达到预定的目标而自觉克服困难、努力实现的一种精神品质，是人的一种"心理忍耐力""持久力"。即"役寓于身，所以应督而成其运动者也"。役力当与人的理想、期望、目标等结合起来后，它会发挥巨大的作用。役力是一个人是否自信、是否专注、是否果断、是否自制和能否忍受挫折的重要支柱。

觉动力是形成精神活动的重要基础。回医药学重视觉动力在维持精神活动方面的作用，把觉动力在精神层面的总体反映又称作精神力。比如，伊斯兰哲学家伊本·巴哲与伊本·西那都很重视研究人的认知功能，在其《论人类与能动理性的合一》这本书中，伊本·巴哲认为，精神力使人由童年至于青年、壮年和老年，从而经历由生到死的全过程。人的肉体器官均受精神力的操纵，他认为人类生命里含有3种运动（力）因素：营养力、感觉生长力和想象力。母体内的胎儿犹如植物，有吸收营养的天生能力；初生的婴儿如同动物，有运动，有欲望，感觉能力迅速增强；待婴儿长大后凭感觉获得精神力，产生想象力。

精神力是人类由初始至于终结的内在根据。

第三节　自然力

自然力是指使人由无形而至有形的力的统称。此力包括坚定力、生长力、营养力和性像力。它概括了人从胚胎至成人形的各个过程中的多种本然之力。

一、坚定力

坚定力或坚定性，是人成为灵活之物的六种品性之一。"坚定者，即金石之性也"，它是指物质进行凝聚的力，是把无形之力凝聚为有形之质并维持其本位的性质，是大世界宇宙和小世界人体由无形形成有形的力，即"大世界得此坚定之力则九天七地，终古不易其位；日星河岳，终古不改其常……小世界得此坚定之力，则其通体安整而不易其位"。对于人形之形成，先有坚定显，后才形成灵活之人。即"此灵活显用之初品也。其显也，坚定先显"。坚定力在人体的作用在于维持脏腑组织空间定位，约束气血经络的正常运行。所以《天方性理》说："坚定显，则脏腑之悬系各就本位，而不至于摇动；气血之流通，各归经络，而不至于陨越；百骨之巨细，各安分寸，而不至于旁溢；通体坚整连束而不得解散者，皆此坚定之力为之也。"

二、营养力

营养力是长性的重要属性之一，是对生长发育过程中新陈代谢活动的一种概括。回医药学把它分成四个部分：吸力，化力，存力和去力。即"长性之为物，有吸力，有化力，有存力，有去力。能吸，则有所取，以为养育之因；能化，则其所吸者熟而变化出焉；能存，则于其所化之精微者，悉收之以散布于脏腑肢体之间；能去，则于其精微之所遗剩者，悉皆除去之而不留也。此四力者，长性所含之妙本也"。

营养力依靠吸力（吸收力）、化力（消化力）、存力（撮住力）和去力（排泄力）起作用。吸收力，为了使营养物质到达身体各个部位，起摄取吸收作用的力；消化力，指把摄取的营养物质在消化器官中研碎、分解及过滤，使之相互混合、协调并使营养物质析出的力；撮住力，指把到达人体的营养物加以分配，并进一步分解、利用的力；排泄力，指营养物质在体内最小单位（细胞）完成自己的作用后产生的废物，通过各种渠道排出体外的力。

三、 生长力

生长力，又叫"长性""发育性"。"长性者，即所以生长躯体，自小而大者也，是谓发育性"。其本质为"木性"，是"四元三子"中"木性"在人体的反映。"发育者，长性也，草木之性也。草木之性，亦无所不包，而生长，则其所专职也"。它是人发育进程中，推动脏腑组织沿其本性发展的力。其力显于胚胎六月，即"六月毛发，为长性显"。回医药学认为长性在肝，由肝脏之力推动。《天方性理》言："长性之位在肝，盖其性既能长发，而又借肝脏之火以助其力，则长发又倍觉其易也。"

与其他医学不同，回医药学认为，人之发育，受性命主宰，非由任意，即"人之生也，非一听于阴阳之气，自相摩谠而成者也，实有真宰主持乎其中"。而在生长力中，金、木、活三者"以为化育万有之纲"和"万物形色之母"，是故三子流行，各禀四气，互入于脏腑组织之中，才得以生长、发育。生长力"皆得此活气以为化育者也"。

四、 性像力

性像力是指人体胚胎发育过程中把其性像（性质与形状）加以贮存的力。其中性即本然，像及变化，性像即本然的存在及其彰显变化。这些性像包含着它的本然之性和本然之像。当人体发育成熟后，它们主要存在于男性的精子中和女性的卵子中。当精子和卵子结合后，又可产生相应的性像，形成相应的质禀。"盖于孽生之时，而乃及时显露者也"。故性像力亦可称作"生殖遗传力"，回医药学把它又分成妙种力和传像力。

（一）妙种力

即生殖力，是人体在胚胎发育之初即把其性像加以贮存的力。人以性为本然，性为命之种，由性而化像，故性像为其"最精之分"，亦即人体之"种子"。妙种力在胚胎发育之始就起作用，它把性像如植物之种子一样加以贮存，主要贮存于元脉（存在于受精卵中）。所以《天方性理》说："妙种者，饮食未化，为气血之先，此力即掇其最精之分培养于元脉，而妙乎其所以为种也。"

（二）传像力

即遗传力，是指人体把贮存的性像完全呈现的力。它能把贮存的性像按既定时序逐渐发露，主导完成人的生长发育的过程。它是与妙种力同时产生的。正如《天方性理》言："种子将欲稼胎之时，此力即以其本体具有之形状、性情，悉印授于其中，而以为传类之用也。"用此力"成像者，其像不衰""成形者，其形日盛"。

从动静而言，妙种力和传像力具有动静之性。妙种力静而传像力动，它们是一种事物的两种本然。

坚定力、生长力、营养力和性像力四种自然之力，指出人之本来，即由无形之本然（即命性，先天为命，后天为性）通过坚定之力凝聚为有形之体，有形之体又通过后天营养物质的摄取、吸收、转化与排泄完成自身的发展变化。而在坚定凝聚之时，性像即已贮存，随后的发展变化，即是性像之发露，而性像即为有形之本然。

第七章
病因病机

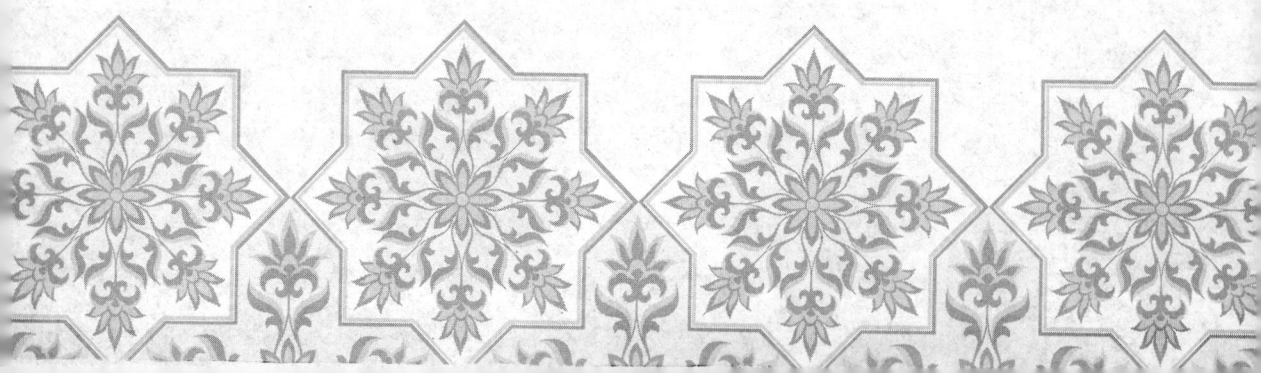

第一节　概念与分类

一、 病因病机概念

病因是导致人产生疾病的原因。病机是疾病发生、发展、变化的机理。

二、 病理根源

人之后天性命形体，全赖体液气血濡养。气血四液正常内行脏腑脉络，外充皮毛，渗透肌肉，滋养筋骨，故百体平秘，运动无碍。气血体液无时无刻不停地流行循环，新陈代谢，通达合身，载理承性。然而，尘世纷杂，浊气横流，四液不仅有数量和质量的变化，而且受染于热、湿、疾、毒之浸，而浊而有朽。气浊而息动，可以呼出，吐故纳新，而体液朽而内浊，不可能经常排出浊液，换入新液，故体液受染。如不能及时调控，扬清抑浊，最易淹腐为浊湿、黑血、痰饮、浊风或黄水等异常体液、病理产物。正如《回回药方》卷三十言："半消之血流行至经脉，不得输布、凝聚郁滞，便成消渴、内蛊病。"血淹于浊水，瘀浊泛溢致病。其病理产物互相与异常四气。兼夹，流行沉淀，聚集致病。这些有害的体液，根据其变化的程度，病理产物的性质和致病特点，导致疾病的类别，将它分为时风浊气、痰浊、瘀血、湿浊、黄水、情志等6种。

回族医学的疾病观，是建立在外在形式与内在本质（形神）整体和谐的基础上。一方面关注现世生态对健康的不良影响，另一方面表述了对人身心健康的完美追求。认为人之身心从形成到成长已经受到污染，"人极之形体浊而有朽，因染于火、风、土、水之侵构，重重帐幔"。疾病的产生固然是体内各种生理关系动态平衡的紊乱所致，但这种变化却不外乎两个方面的影响：一是内生之邪"先天的污染"，即隐潜的致病因素（可能存在）；二是外生之邪"后天的污染"，即显现的致病因素（现实存在）。

三、 影响健康和致病的两大因素

（一）"先天的污染"

"先天的污染"即潜在致病因素（可能存在）。有构成人本的要素，如四性、四液及其质与量的比例；人的出生地及故乡生态环境，出生时的天文星相活动、物候变化等。

（二）"后天的污染"

"后天的污染"即现实的致病因素（现实存在）。包括个人成长生活的自然和社会环境、教育背景、饮食习惯以及情志等。

由此可知，因为时间、地域、体质、禀性等因素不同，健康和智商情况也不同。所以致病因素各异，而受感之人各殊。体质有强弱，质性有阴阳，生长有南北，性情有刚柔，筋骨有坚脆，肢体有劳逸，年力有老少，奉养有膏粱藜藿之殊，心境有扰劳和乐之别，加之天时有寒暖，受病有深浅之异等，从而形成了回族医学纷繁多彩的病因学说。

四、 病因分类及各自特点

（一）先天的隐潜性的致病因素

先天的、隐潜性的致病因素，有构成人身心的要素（四性质和四液质）及其质和量的比例，有人的出生及故乡天地生态环境，有人出生时的天文、星相、物候等。

对一些没有明显的外感、内伤、诱因和不知其病源，但确实构成了影响健康或致病的因素，回医学坚持"正邪相搏，邪气伤人"说，而回族医学早已指出先天的隐潜性致病因素并加以归类。

1. 四气四液的异常变化与时令季节气候的关系

回医学认为，四季"即四气轮转流行而成者也"，如气之流行专盛之时，为春，知春融和多发风病，红液质病；火之流行专盛之时，为夏，知夏炎盛，多发暑病，黄液质病；土之流行专盛之时，为秋，知秋收吸，多发燥病，黑液质病；水之流行专盛之时，为冬，知冬坚凝，多发寒病，白液质病。

四时之气不同，季节多发病也各异。不同的季节，受不同的四气专盛流行之气以及时令气候变化影响，因而常会产生不同的疾病。现代医学也注意到某些疾病与四时气候变化确实存在着直接或间接的关系。

2. 生活环境的不同或变迁

由于地域有南北高低之分，气候有冷暖燥湿之别，而人对自然界的适应，常表现为对某一特定地域的适应。对其四气、四液易发生的生理、病理反应要有一定的认知和适应能力。要认知、适应人体结构与功能之间的偏差和不和谐的隐患以及对健康的影响。人体既然作为自然界中的一个开放系统，就会受到自然界错综复杂的致病因素的影响。

许多影响健康和致病的因素与地理、地质环境密切相关。这是因为人体所必需的元素，都取自人类生存的环境。对各种元素摄取量的不足或过剩，会导致机体的功能障碍，或发生器质性改变，从而产生各种疾病。严重影响人体内腺素和激素的合成，能量的转换，影响人类的生殖、生长、发育、大脑的思维与记忆、信息的传导以及遗传基因与密码的传递等。

3. 人体与自然环境，维持着对立统一的密切关系

回医学基于"天人相应"的思想观，长期以来对日、月、星、辰变化和生活在天地之中的人体生命活动进行同步观察，发现天文现象与人类生物现象的密切关系。视人身为"微观宇宙"，人体的结构与功能，如同宇宙"太初有始，成功有数，生存有位，运转有规，内体有机，外模有光，行迹有纪，轨道有名，宫分有扣"，又云，宇宙有"七条银河，七条总河，二十八万万条支河""一百一十四万万盘漩涡星座。'上下牵引，左右连环，五彩缤纷，晶莹透亮……'而小世界之为物，较大世界为愈精愈微也"。

宇宙星辰有十二宫，二十八宿；人有十二脏腑，十二经脉；地有十二个月，四季二十四节气；天有风、寒、湿、燥四气；人有冷、热、干、湿四性；天有水、火、土、气四象；人有白、黄、红、黑四液；宇宙有七层天，人心有心层矿等。正所谓"乾坤大、物无穷，尽在微躯方寸中"。

（二）后天外在的现显性的致病因素

1. 染于水土火气之浸构

当前世界上出现的环境问题，实质上也是一个"四气"受染于人的问题。由于人类与其赖以生存的自然环境发生了不相适应，出现急性、亚急性中毒甚至慢性中毒，致癌、致畸、致突变，皆为心身受染于不洁之水、火、气、土之自然环境所致。空气是人类时刻不能缺少的生存条件，正如《清真指南》言："气一处不周，则一处不灵……气通则生，气闭则死。"空气成分虽多，最主要的是氧气、氮气、氩气，三者合计占空气总重量的99%以上。地球大气环境，历经亿万年的自然演变，才有了这种与人类生存相对稳定的环境。人类对空气中氧气的依赖和对空气中其他气体（轻元素、重元素）的适应，才得以生存、繁衍。人类赖以生存的大气层，它含有一层臭氧层，既不太厚，也不太薄，好让紫外线射到地球的量不多不少，其本身又像"温度调节筛"，既能保暖，又能散热。使白天与黑夜的温差得以平缓，它还有自动免疫功能，消除某些影响人类健康机能的气体和微粒子。空气的污染或大气丧失本身的清洁能力，都是影响人类身体健康和致病的主要因素。

《清真指南》言："身体之滋养凭食，食不足，则身无力。"自然界为人类准备的各种丰富的食物和饮料中包含了人体必需的营养要素，也包括所有必需的（酸、碱）元素。"是故世间草木，助人身之生长；世间飞行，助人身之运动"，然而，随着人类的繁衍，生活习惯的改变，一些有害物质，通过各种途径最后到达食物链的终端——人体，从而对人体产生各种急慢性毒害作用。所引起的种种疾病，都是由于人们对食物成分变化发生了不相适应，导致内环境变异而致。

2. 冷热干湿对健康的影响

指冷热干湿四性因素过多或偏盛所致疾病以及对人体健康的影响。淤冷，即寒性病因对健康的影响。寒冷因素过盛最易侵伤人体的阳气，无论外感寒凉，还是寒冷内积，皆能使人体的阳气损伤而失其正常的体温调节作用，并造成脏腑器官功能的减退或抑制，出现脘腹冷痛，呕吐腹泻，形寒肢冷，小便清长等体液性或非体液性寒性气质失调的病变，或称寒性禀性衰败症。

淤热，即火热性病因对健康的影响。火热因素过盛最易侵伤体液，消灼阴液，见烦渴喜饮，口舌干燥，大便秘结，小便短少；亦易内扰心脑，出现心烦失眠，甚则狂躁妄动。若致禀性衰败，伤及脏腑器官，出现发热神昏，吐血、衄血、便血及痈肿疮疡，红肿热痛，或头痛，目赤肿痛，或口舌生疮，或咽痛咳嗽等体液性或非体液性热性气质失调的病变，或称热性禀性衰败症。

淤干，即燥性病因对健康的影响。干燥因素过盛最易伤液失润，出现各种干涩的症状和体征。如皮肤干涩破裂，鼻腔干燥，口唇燥裂，毛发干枯不荣，大便干结；或干咳少痰，喘息胸痛等一系列体液性或非体液性干性气质失调病变，或称干性禀性衰败症。

淤湿，即湿性病因对健康的影响。湿性致病因素过盛，湿润弥漫。多因气候潮湿，涉水淋雨，久居潮湿环境，留滞肌肤、经络、脏腑器官。可致头重如裹，身体困重，四肢酸楚，屈伸不利，肌肤麻木不仁，胸脘痞闷不畅，不欲饮食，恶心呕吐，肿胀浮肿，大便溏泻，小便混浊等一系列体液性和非体液性湿性气质失调病变，或称湿性禀性衰败症。

第二节　内生之邪

内生邪气指由于禀赋、情志及体内的浊液影响而导致脏腑功能失调的病因。

一、 禀赋体质

（一） 概念

回医学在辨证论治中，特别注重人的禀性及其病理根源，常将禀性衰败与病因病机联系在一起讨论。要求人们在研究和掌握疾病发生发展的机理时，既要根据禀性与四性体液的相互联系，分析整体机能变化；又要通过识病认性，检查禀性衰败所致之病理根源及其症候表现，以便采取相应的治则，在施治过程中，不断调整有机整体功能和禀性体液活动，使其趋于平衡，恢复健康。

生理状态下的禀性、气质体液和病理状态下的禀性衰败、病理根源说是回医学中十分重要的学术内容。它虽萌生于《回回药方》等医籍中，但在回医学的学习研究中，尤其在深入探讨东西合璧的回医学病理学说较深层及核心内容中，越来越受到学术界的关注。

禀性衰败是回医学病机理论的核心，也是东西方医学高层次、高水平的巧妙结合。运用这一学说，能较全面地概括疾病发生的原因和条件，能够从整体观念上阐明疾病过程中人体的病理变化，能为认识疾病提供诊断依据，在辨证施治的过程中，有执简驭繁、提纲挈领的作用。

回医学中真一、元气、阴（静）阳（动）、四元、三子、四性、四液等气质体液理论，是构成禀性衰败、病理根源说的基础。

在正常情况下，禀性是个体生理特性。这种特性是个体身心脏腑、气质体液等内在结构、功能与认知心理、应变能力综合作用后的整体性显现。正所谓禀性寓于气质、气质必于禀性。而使机体的生命活动、抗御疾病能力，在脑及气质体液的统一调控下，维持在弱稳态、低水平状况，这就是禀性衰败，这种亚病理状态是不能用西方传统解剖方法，把它从有形的肉体中单独解构、分离出来的一种无形的客观存在。它只是一种对疾病过程中机体应变系统所处功能状态的概括表述，但它亦能反映出病理过程中禀性的气质和体性四液应变能力及这两个方面所处的状态和疾病变化的趋势。

回医学的疾病观，是天人合一的阴阳自和稳态模式，强调的是与天地和谐的生命观。人从"真一、元气、阴阳、四元、三子、四液、四性"天地环境中不断获得能量信息，以进行自身的育化，从而成为"生化之子"。人的禀性包涵性命阴阳、先天、后天互合。"命居先天，乃未有身体万物之前；性居后天，因染于火、风、水、土之后。故命为火而血为水，气为风而身为土"。水土互结，风火交感，此为禀性之动静。禀，就是禀性，是人之身心特有的体质。

然而，"先天禀赋之气，有清与浊也。所禀之气有厚薄，故所生之形有修短"。而后天禀性"外感四气，内戕万欲"。禀性胜心本乎气性者，为天；胜心背离气性者，为己。天，即先天，己，即为后天。禀性受犯"嗜性之阴云，尘世之飘风，邪魔之外寇"。故禀性亏损衰败，而为疾病受造。

所谓禀性衰败，是生命体为响应内外环境干扰与刺激，改变禀性气质体液机能应变能力的一种态势。在脑神经体液的统一调控下，使身心的生命活动维持在弱的稳态状况。禀性衰败是对疾病过程中形质性智应变所处功能态势的概括，也反映出致病因素、疾病根源和禀性体液应变能力两个方面所处的状态和进一步变化的趋势。禀性衰败突出了身心在受到病因干扰刺激后，产生的生理病理变化以及抗病反映时的特定机能状态。

（二）病因

禀性衰败，究其因缘，"乃性命之发用"，其性有二：曰真性、曰禀性。"真性者出于命原"同命发露；"禀性者出于身体，本于四大"。四大者，乃火、风、水、土之性，所得后天，所以人的形体"浊而有朽，因染于火、风、水、土之浸构，重重帐幔"。又囿于万变不同之时光和阴阳之气，染于万变不同之习俗的，有清、有浊的父母之性。皆因源头有异，禀性有亏，故而衰败。

回医学认为，健康的禀性是建立在外在形体和内在本质，即"形神"完美的基础上，这一观点一方面关注现世生态对健康的影响，积极予以防范、抵御，另一方面表达了对人生健康完美的追求。

二、 情志

（一） 概念

情志是人体对客观事物的不同反应，在正常情况下，不会使人致病。只有突然、强烈或长期持久的情志刺激，超过了人体的正常生理范围，使气机紊乱、脏腑阴阳气血失调，才会导致疾病的发生，由于它是造成内伤病的主要致病因素之一，故又称"内伤七情"。在正常情况下，七情是人对外界环境各种刺激的生理反应。如果精神刺激过度，常可引起体内阴阳、气血以及脏腑功能活动失调而产生疾病。在回医典籍《天方性理》中对人体情志论述道"人之身，统括一切所有之身；人之心，包总一切所有之心；人之性，浑含一切所有之性，是以人为万物之灵也"。"心有七层，而其情有十，喜、怒、爱、恶、哀、乐、忧、欲、望、惧，分于心而发之于表；身有五官，外应万物，内函万里"。其对情志的论述细致而全面，涵盖了人情志的各个方面。

（二） 特点

1. 情志活动对健康的影响和致病特点

情志反应是由于人之身心在生活适应过程中，对环境要求（欲望）与自身应付能力（适应）不平衡的认识（识别）所引起的一种身心紧张状态。这种身心紧张及心理应激反应状态，与许多疾病的发生发展和转归有着密切的关系。由此，一种融合"生物—心理—社会"模式的概念，在生物医学领域中得到了广泛的应用。

在发掘研究回族医学中发现，回族先贤的汉文译著中就提出了心理生理学的许多论述。因此，发掘揭示回族医学心理生理理论以及心理性情的致病机制和调治方法是非常重要的。

2. 情态活动对健康的影响

脑为灵慧、思维和形体精神活动的统一体，在情志活动中起主宰和中介作用。脑在回族先贤的汉文译著中多指"心"，如言"心之妙体"，在论及脑的病理时，常言"心脑喜清而恶浊，乐阳而厌阴，贵高而贱下，趋吉而避凶"。其特性为"当醉梦而时醒，遇昏聩而自察，逢过衍而知悔"。其致病惟囿于嗜好之贪染，则魔随隙入，互相勾引，故阴气盛而阳气衰，又因"心随性迁，命因体绊，忧愁思虑，恐惧悲欢，嗜想贪爱"，重重牵扰，使心不得其正。心不得其正，则火具心生，焚其真宝。强调精神、意识、思维活动与脑生理病理状态的相互关联性，即脑之"通无形于有形，纳有形于无形"，与情趣活动密切相关。

3. 情志致病的共同特点

性情属于精神性致病因素，发病必定与明显的精神刺激有关，但在发病过程中，性情的改变也可使病情发生明显的变化。直接影响脑和心肝，继则影响其支配器官，引起功能紊乱成为内伤病的主要病因。脏腑器官有病，也可能出现相应的性情改变或反应。

性情伤及脏腑器官与否，起决定作用的是脑，其次是心肝。因为脑是一切精神力和内外感觉力的总统，统领性情和心之灵气，肝之分泌体液功能。各种不良的性情变化，精神刺激，都会通过心脑系统干扰神经体液系统，使其调节失灵而发病。

情志活动的产生或心理应激反应的物质基础是心脑支配下的脏腑气血体液，尤其神经体液系统是维持身心体内环境及治理功能平衡的根本基础，即所谓"形与神俱"。

4. 心与五官之感应对健康的影响

正如回族先贤所言："所谓六源总领者，眼、耳、鼻、舌、身、心也。眼能观，耳能听，鼻能嗅，舌能言，身能应物，心能参理。"《天方性理》又言："人之身，统括一切所有之身；人之心，包总一切所有之心；人之性，浑含一切所有之性，是以人为万物之灵也。""心有七层，而其情有十，喜、怒、爱、恶、哀、乐、忧、欲、望、惧，分于心而发之于表；身有五官，外应万物，内函万里"。在论及五官与心的关系时言，"视不审，则心为色乱，而眼之关被破；声不审，则心为声乱，则耳关破；嗅不审，则心为香乱，而鼻之关破；食不审，则心为昧乱，而日之关破。此四关者，邪魔之借径，鬼祟入罪之门也。四关破，则周身不固，百骸乱，由此而生，百骸乱，防守无力，学问不进，学识不精，思乱体溃，病疾由此而生"。

（三） 情志致病的分类及各自的特点

情志作为致病因素，有别于六淫之邪从口鼻或皮毛入人体，而是直接影响有关的脏腑而病，情志因素不仅可以直接导致多种疾病的发生，而且对所有疾病的转归起着重要作用。根据《天方性理》所列举十种情志变化，即喜、怒、爱、恶、哀、乐、忧、欲、望、惧，分类分析各种情志变化特征。

1. 喜（爱、乐）

情志中的"喜"，是心情愉快的表现。

喜为心志，心能表达人的喜悦之情。心能主血，喜悦时人体气血运行加速，面色红润，御寒能力、抗病能力提高，罹患心脑血管病的可能性下降。

心主神明，愉悦时，思维敏捷，想象力丰富，创造力增强；心其华在面，喜悦时会神采飞扬，面带笑容，喜形于色，热恋中的情侣越发娇美动人或潇洒英俊等；心开窍于舌，高兴时能口若悬河，滔滔不绝，语言流畅动听等。

由于心与小肠相表里，故人在高兴时也胃口大开，久则心宽体胖等。

喜伤心。超乎常态的"喜"，会促使心神不安，甚至语无伦次，举止失常。过喜的异常情志可损伤心，常出现心慌，心悸，失眠，多梦，健忘，多汗出，胸闷，头晕，头痛，心前区疼痛，甚至神志错乱，喜笑不休，悲伤欲哭，多疑善虑，惊恐不安等症状，可导致一些精神、心血管方面的疾病发生，严重者还可危及人的生命，如大喜时造成中风或突然死亡，回医称之为"喜中"。这就是回医所谓"喜乐无极则伤魄，魄伤则狂，狂者意不存"的原因。另外，过度喜悦能引起心跳加快，头晕目眩而不能自控，某些冠心病患者亦可因过度兴奋而诱发心绞痛或心肌梗死。因此，喜乐当适度。喜则意和气畅，营卫舒调，但过度会走向反面。

2. 怒（恶）

怒是个人的意志和活动遭到挫折或某些目的不能达到时，所表现的以紧张情绪为主的一种情志活动。怒既有积极的一面，即指对个人和社会产生积极的作用，战前动员要鼓舞战士的士气，包括激起战士对敌人的仇恨和愤怒，使之在战斗时化为巨大的战斗力；怒又有消极的一面，即指对个人和社会产生消极和不良的影响。

暂时而轻度的发怒，能使压抑的情绪得到发泄，从而缓解紧张的精神状态，有助于人体气机的疏泄条达，以维持体内环境的平衡。

怒，也指人一旦遇到不合理的事情，或因事未遂，而出现的气愤不平、怒气勃发的现象。怒为肝志，肝能表达人的愤怒之情志活动。

怒伤肝。肝气宜条达舒畅，肝柔则血和，肝郁则气逆。当人发怒时，破坏了正常舒畅的心理环境，肝失条达，肝气就会横逆。大怒、过怒易伤肝，表现为肝失疏泄，肝气郁积，肝血瘀阻，肝阳上亢等病证。出现胸胁胀痛，烦躁不安，头昏目眩，面红目赤，有的则会出现闷闷不乐，喜太息，嗳气等症状。对患有心脑血管疾病者，可导致病情加重，诱发中风、心肌梗死等，危及性命。

3. 思（欲、望）

思是精神高度集中地思考、谋虑的一种情志。思为脾志，人思虑的情志活动主要是通过脾来表达的。当人在思考或焦虑时，往往会出现饮食无味，食欲下降；有的妇女可以因为工作紧张，思想高度集中导致月经量少，经期紊乱等，这与脾主统血的功能相一致。

思伤脾。思为脾志，因而过思则易伤脾。如果思虑过度，精神受到一定影响，思维也就更加紊乱了。伤脾可以表现为气血不足所致的乏力，出现头昏、心慌、贫血等症状。有的还可出现嗳气、恶心、呕吐、腹胀、腹泻等消化道疾病所表现出的一系列症状。

4. 忧（悲、哀）

"忧"，指忧愁而沉郁。表现为忧心忡忡，愁眉苦脸而整日长吁短叹，垂头丧气。"悲"，是由于哀伤、痛苦而产生的一种情志。表现为面色惨淡、神气不足，偶有所触及，即泪涌欲哭或悲痛欲绝。悲是忧的进一步发展，两者损害的均是肺脏（指肺气），故有"过悲则伤肺，肺伤则气消"之说。这说明悲哀太过是会伤及内脏。

忧（悲）为肺志，古代医家通过长期临床观察后发现，肺是表达人的忧愁、悲伤情志的主要器官。人在悲伤忧愁时，可使肺气抑郁，耗散气阴，出现感冒、咳嗽等症状。回医认为肺主皮毛，所以悲忧伤肺，还可表现在精神因素所致的皮肤病上。如情绪抑郁，忧愁悲伤可以导致荨麻疹、斑秃、牛皮癣等。当人因忧愁而哭泣时，会痛哭流涕，主要是因为肺开窍于鼻，肺主气，为声音之总司。忧愁悲伤哭泣过多会导致声音嘶哑，呼吸急促等。《灵枢·本神》说："愁忧者，气闭塞而不行。"若过度忧愁，则不仅损伤肺气，也会波及脾气而影响食欲。

5. 惧（惊、恐）

"恐"，是惧怕的意思，因精神极度紧张而造成的胆怯。"惊"，是突然遇到非常事变，导致精神上的猝然紧张。诸如骤遇险恶，突临危难，目击异物，耳听巨响等，都可发生惊吓。惊与恐不同，惊是自己对不知道的事物表现的惊吓反应，恐是自己对知道的事物表现的恐惧反应。恐（惊）为肾志，肾是人们表达惊恐之志的主要脏器。惊恐是人对外界突发刺激的应急反应。人在受到剧烈惊恐之时，会出现大小便失禁，这与肾主前后二阴，肾主二便的功能相符。肾藏精，生髓充脑，人受到惊吓后，会突然昏厥，不省人事，与肾藏精，生髓充脑有关系。惊恐在正常情况下对机体是有一定益处的，可以引起警觉，避免机体遭到危害。

恐伤肾。惊恐过度会耗伤肾气，使得肾气下陷，二便失禁，遗精滑泄，严重的惊恐，还会导致人的死亡。无故恐惧害怕的人，大都肾气虚，气血不足；突受惊吓而当场目瞪口呆，手足无措的人，大都因心气逆乱，心血受损，导致心无所倚、神无所归的缘故。因此，治恐当补肾，治惊应安神。

三、 浊液、 坏血

（一）浊液

1. 浊液的概念

浊液是与正常的清津和食物营养相对而言，主要指在体内产生的痰液、湿浊、黄水致病邪气。

2. 浊液的特点

（1）痰的性质和致病特点

淤痰的形成。《回回药方》言："因冷便生痰疾，为因吃食不能成血，未成本形，却变作痰。痰本是半消之血。"痰即人之异常体液和水谷之半消而未成血精的浊物。在生理情况下，饮食入胃，游溢精气，经胃肠泌别清浊，生成津液，补充白体液。而富余的体液，又被称作是未成熟的血红体液，必要时可生成"生血"。然而，由于禀性衰败，脏腑功能失常，体液盈亏失于通利，或冷或热，脑不能正常支配脏腑，泌清别浊，体液输布代谢失调，聚化白体液及"半消生血"或"奄闭"其他体液而成痰浊。痰浊随气流行升降，无处不有。

痰可直达巅顶脑间，并以其有形之浊，胶黏之性，最易迷恋脑窍，而致头晕目眩，或呕恶，或头痛，头重。《回回药方》言："风痰扰面目肉丝，则口眼歪斜；痰浊停滞结聚，阻碍气血运养，则见脱发；痰瘀结于颈颔，发为瘰疬，累累如珠，历历可数；痰结于喉间，则为瘿瘤；痰与气结，缠于咽喉，吐之不出，咽之不下，则为痰核；痰浊壅塞耳脉，则为耳鸣、耳聋、或音哑（里撒而乌斯证）；污痰与火热炽盛，导致神明失守，则为狂、为癫、为痫；风疾气逆，污血犯顶人脑动风，则为昏仆，或左瘫右痪，或半身不遂。"

痰在胸膈奄肿，则为咳喘气逆；血痰蕴热成毒则肺生痈脓；或留痰积水；或成少萨证；痰结乳房，则为乳癖、乳核；痰遏心脉，气血郁滞，则为胸痹、心悸。

痰在脾胃，而为呕，为吐，为噎，为哕；黑血痰毒沉淀胃及食管，则为噎膈；痰涩滞胃，则食少，腹胀成痞；痰浊肝郁、痰瘀互结，则胁痛、脾大。

痰在腰肾，则尿色乳白，如米泔；浊痰结血，阻于尿道，小便淋漓涩痛甚至癃闭；痰浊下注前阴，筋脉弛缓，则成阳痿。

痰在经脉，证多怪异。如关节肿痛，手足重坠，甚则关节畸形，人皆以"风寒湿三气杂至而痹"论治，却不知此病久长而体液湿化留滞成痰，风痰瘀阻，则为顽痹，仅施"祛风散寒"则徒劳无济。痰浊聚筋奄络，则为核为块；

随经脉流注全身不同部位，则腰、背、肩皆痛，或手不能举，或足不能步，或麻木；风痰流滞七窍，或唇缓失音；或鼻塞耳聋，或目瞽障翳，或便秘。皆因黑血污痰根源，痰瘀黏滞经髓，气血不得流行濡养而致。

痰多兼夹，痰既是异常体液的病理产物，又与四性气质相兼，而为疾病根源。如痰与寒兼，或与冷性气质，则为冷痰；痰与湿兼，或与湿性气质，则为湿痰；痰与热兼，或与热性气质，则为痰热、痰火；痰与燥兼，或与干性气质，则为燥痰；痰与风兼，则为风痰等。一般而言，单纯的四性气质病机根源易解易清，一旦与痰相杂，互兼，则其病性、病质与痰盘踞，胶结缠绵，清之不应，温之无动，经年累月，每致根源深而难解。

痰性胶黏，极易阻滞气血体液输布流通，而致气为之而滞、津为之而凝、血为之而败、食为之而腐。甚至奄滞而变生黑血痰浊根源。此"黑"不独示色泽而言，正如《天方性理》指出："黑者，浊之至也。"血、痰经奄滞、污染即黑。

痰性隐匿，聚散无常，来去无定。痰之为物，随气机升降流行，无所不至。咯吐之痰，人所易识。隐匿之痰，则处处在而不易察识，如癫痫、精神失常、哭笑举止失常；如舌根麻木、口不知味；如阳强不倒，阳痿不举；或大便秘结，数日不解；或无原因之腹痛肠鸣、窘迫不已等。复杂多变之证，皆与痰浊根源有关，正所谓"怪病多痰"。

痰病多见于禀性衰败。痰乃体液附余，半消之水谷衍化，痰涎愈多，则体液愈伤，气质变异而禀性衰败，同时，痰之有形，遇冷凝聚，气血呆滞，遇热煎熬，气血逆散。故风痰浊根源致病，皆多虚实夹杂，本虚标实。施治亦难，性衰不唯受补，痰实不任独攻，正如《回回药方》言，禀性衰败痰疾，"本身微弱，浑身无力"，又染"诸般风疾、浊物"，要施"拔除痰浊"又"扶衰更性"才"能开闭塞"，如治风痰浊血所致的半身不遂等症，在此基础上辨病施治。热痰者，加用凉筋祛痰药，"使禀气冷者，改至热"，用"马竹尼谟八的卢里米咱只方"清宣化痰法治之。寒痰者，加用热筋祛痰药，熟其浊痰，用米阳黑撒、胡椒，又嚼丁香、菖蒲等方药，温热泻散法治之。

（2）湿浊的性质和致病特点

凡临床表现为液态病理产物偏多或潴留以及症状多见重浊、沉困等特点，如浮肿、痰多、泻痢、白带、黄疸、排泄不畅、汗多、头重肢困、昏暗闭胀等，皆可定性为湿浊为患。

安逸之人，以及深居静处，阳气不升，坐卧风凉，起居任意，冰瓜水果，恣食为常，湿浊饮食而致。于禀性衰败，体液不能正常输布，施授心身脏腑肌骨，淹留聚滞经脉、体窍、肚腹、脑宫而成。半消之血失于化生，湿性饮食无火育化，溢淹留聚成浊湿。又因湿润属地气，地气氤氲黏腻为浊。心脑脏腑功能低下，分清泌浊调节机能失职，正如《回回药方》言："脑上下来的润。"感污染毒，污物蕴毒腐液，危及生命。

淼湿之质，即水也。水湿同类且含于土，故湿之常者为清液，异者为浊液。若清受污于浊，清浊不分，横流为患，此为湿浊，或恶润。《回回药方》言，"胃经、肝经、各骨节疼皆因恶润生者""恶润生凡证候"以及"身中出入气的物内有润"。于湿浊有内外之别、黑白之分；可视之物，排出于外的为外浊；在脏腑组织之间作祟的为内浊。黑者属土，气火所化，浊湿与血搏结而成者色黑，《回回药方》称作"黑血根源"。白者属水，水中合气，水谷附余属寒，积久泛溢而成为白，《回回药方》称作"白浊根源"。

湿浊之性沉滞，伤人困倦乏力，肢体酸困沉重，行迟动缓，头重如裹，阻碍气机，则胸闷，腹胀，脘痞里急后重。湿浊随风气郁伤阳气，不能施化，津液留滞。

湿浊含土属地，地气氤氲黏腻污秽。浊滞体窍经络，淹聚化腐，成疮疡、湿疹、白痦、水疱等脓水秽浊。其排泄物和分泌物，秽浊不清，尿液混浊，便溏肠垢，下痢赤白，黄白带下，脓痰浊涕。

湿浊性润，黏滞缠绵，浊不归道，阻塞肠胃化痞。常见二便秽气腥臭、涩滞不爽，身热不扬等湿浊病证。因其性缠绵，致病迁延，病程久远，缠绵难愈。

湿浊最易阻滞气机，然而气滞又反过来裹水凝血，则致胀满、蛊症、结聚鼓胀。施治困难，除扶衰正气，还应清水之裹，散气之结，解血之凝，化痰之聚。

湿浊最易浸筋（经）伤脑，致气滞郁结，体液分泌失调易生浊湿。其成因，正如《回回药方》言："多有房事，或做事，或有惊恐，或上高处，或逢大喜，心经壮跳，身战。"阳气虚则蒸运无力而成为内湿，思虑过度则气结，气结则枢转不灵而成内湿，多见偏正头痛，筋松、肌骨痉挛、强直、抽搐痉挛、肢体骨节疼痛的病证。其根源多为湿浊浸筋所致，甚至"左瘫右痪"一类病证"多半筋中有湿""病根是湿者"。心脑血管疾病，多源于水泛木软，火衰金坚，金木相克，"动止相缠"而病。湿浊浸筋，脑也受累。因脑为诸筋之会，"筋头是脑""头是脑之窠""动魂之器"，故上肢近湿，距脑筋亦近，包括头面。筋软无力，收缩显而易见；下肢远湿，距头脑亦远，包括"下半浑身"，筋硬强直，拘挛轻微。

总之，湿浊病理根源毕竟是水湿浊物，除裹气结血，尚兼夹寒、热，施治时依兼证鉴别。如水液混浊，若黄而黏稠者，则兼夹热；白而清稀者，则兼夹寒，而纯属湿浊根源者亦不少见。

（3）黄水的性质和致病特点

盖黄水者，乃半生之血及血液受染于热、湿、痰、毒、淹滞留聚日久煎熬衰败变化而成。流行聚滞肝经，而发黄肿；流行沉淀筋骨，而致筋缩、筋松、抽搐病证；窜入肌肤，肌肤发黄；窜溢皮肉，皮肉臃肿重坠，便生"札瓦而西"或"阿乞刺"（皮肉坏疽、溃疡）证候；溢入皮肤，内皮下而沉淀者，皮肤黄而瘙痒；若停聚于肝中，便生青黄，或浑身黄，或与痰湿奄风夹杂，聚在浑身。

瘀血易染尘成黄。因血乃火其性，水其质，作用似土，载气流行。然火易成尘，水聚易腐，土便枯朽，气易奄污。

故血液易被尘染，腐朽凝聚，热灼煎熬腐浊而成黄水。蕴结肝胆，其表现多胁肋胀痛、口苦、纳呆、呕恶、腹胀、大便不调、小便少而色黄，舌苔黄腻、脉搏滑数、身目发黄、寒热往来等。

黄水似湿，其性污秽垢腻。其所致病，排泄物或分泌物秽浊不清，如尿液混浊、便溏肠垢，下痢赤白、黄白带下、脓痰浊涕。再如疮疡、湿疹、白痦、水痘等脓水秽浊色黄。

黄水性炎，动血灼津。黄水因热灼煎烧，湿热搏结，使人的形体反应性增高，症见心烦、口渴、纳呆、呕恶、便溏、尿少、胸闷、腹胀、脘痞、肢倦、苔腻，脉软无力和神昏闷死、眩晕、身热不扬。其病理分泌物、排泄物大多混浊黏稠。

黄水留滞停聚，最易妨碍体液及水湿运化，水聚为病，多发为头身困重、腹泻、尿少、水肿、腹水等症。故《回回药方》反复提出，肝经、胆经、脾经诸根源多为黄水病征。

黄水流溢为害，致病多端，即为"血蒲"，蒲者，布敷掩闭之谓也。正如《回回药方》言"血满而形，奄物浑湿而形""病人出汗多者，断作血蒲，便可放血""血蒲者，尸强，促死"。又言，"若是七窍昏暗，动止无力者，正是血蒲。若有重物停在右边肋肢，蒲在虚肠者，病在肝经""若是有疼，沉重，蒲在背下腰间者，病在肾间"等，均提出"血蒲"正是浊血黄水流溢布敷掩闭心脑、肝胆、脾胃等处致病的根源之一。

（二）坏血

1. 坏血的概念

坏血作为病理根源，是在一定的内外因素作用下，由于脑及禀性体质调节功能障碍，造成脏腑、经脉、气血、体液发生组织、体液输布流行改变，从而使血流缓慢或停滞；或离开经脉未经消散，发生淤积、沉淀，气血由动多静少变为静多动少，使血液处于高凝状态。表现为气血体液循环输布障碍，受累脏腑组织功能的无形损害和器官组织的炎肿、糜烂、坏死、硬化、增生等有形改变，以及筋骨肌肤出现的瘀斑、瘀块、皮下紫癜、血肿等有形、有色的出血性病理改变。所以，坏血根源，应包括血行停积奄瘀，血液流行缓慢不畅等血液循环输布障碍的发生、发展及其继发性变化的全部过程。

2. 血液的性质

血为红体液质之体，为"父之水，母之火"聚炽而化，为"其浊中之稍清者也"。血之所以色红，因其"浊本阴火之所化，阴火色红浊者之为色本红"，故血色本火气而红。血之所以禀气而生，因其"水受火炽而上腾者为气"，气本为"水受火炽"而生，故禀气者血液也。血乃火其性而水其质，虽体液禀气，但其性火，其情水。

血，实为阴阳水火有形有色之物，又承载无形无色之性智。通达表里，循环上下，输布内外。其质之余充育白体液质，其性之余化露黄体液质。

血，其性虽火，有动静缓急之别；其质虽水，有润燥、黑红之异。故一血分属为二，有动脉、静脉之血。动脉血，流行急而其色红，属阳主内，动而散以化气，离心向上向内。静脉血，流行缓而其色黑，属阴主外，静而凝以成形，向心向下向外。血不论动静，皆禀气而生。动脉血禀天中阳和之清气，营内以充养，滋培；静脉血禀身内育化之阴精，激越呼吸，促进代谢，排出体外。故血之阴阳，动静相召，水火互济，禀气以流行者也。

3. 瘀血的致病特点

（1）疼痛

血瘀则气血不畅，不通则痛。疼痛部位固定，多见于刺痛，胀痛。

（2）肿块

瘀血积聚不散，成形，成块。

（3）出血

瘀血阻滞脉道，血流壅塞不通而妄行，血溢于外，故可引起出血。

（4）发绀与失荣

血瘀不运，流行障碍缺氧所致，多见唇甲青紫，舌色紫暗或有紫斑、瘀点。瘀血阻滞，久则新血不生，肌肤、经脉、毛发失于营养，而致肌肤甲错、面色黧黑、毛发不荣。

4. 瘀血根源与禀性气质

禀性衰败而冷的血瘀证，即"冷血根源"红体液和血脉运行因寒、冷气质而致凝涩不畅。多见于痛经、子宫肌瘤或息肉、不孕症等。

禀性衰败而热的血瘀证，即"热血根源"，瘀热相裹搏结而成，病变在肠胃、腰肾、妇女宫胞等不同部位，其表现各有特点。但共同的表现多为胀满疼痛，近热则剧，手足或浑身低烧，或见出血，或见肿块，舌质暗红，脉散。

禀性衰败，若精神情志不遂，瘀滞或脏腑体液机能减退，亦可导致血流障碍，而出现血液经滞的病理反应。

第三节 外生之邪

一、 外生之邪概念

因外在的环境改变、气候变化而导致人内在脏腑功能失调、阴阳失和的因素称为外生之邪。

二、 外生之邪的致病特点

1. 外感性六淫为病，多侵犯肌表，或从口、鼻而入所致疾病，统称为外感病。

2. 常有明显的季节性。如春季多风病，夏季多暑病，长夏多湿病，秋季多燥病，冬季多寒病等。但是，也有一个季节可有多种邪气致病。

3. 地域性外感致病常与生活地区和环境密切相关。如西北高原地区多寒病、燥病，久居潮湿环境多湿病，高温环境作业多易患火热燥病等。

4. 单一性与相兼性外生邪气既可单独侵袭人体发病，如寒邪直中脏腑而致泄泻；又可两种以上相兼同时侵犯人体而致病，如风热感冒，寒湿困脾、风寒湿痹等。

5. 转化性外生邪气不仅可以相互影响，而且在一定条件下，其病理性质可发生转化，如寒邪可郁而化热，湿热日久可以化燥伤阴，外生之邪皆可从热化火等。这种转化与机体的体质密切相关。

三、 外生之邪类别及特点

（一）风

1. 风的形成

在正常生理情况下，禀风气者"舒郁，以助生活"。疏畅积内之阳气，以布德行仁，生养万物。"人以气为主，一息不运则机缄穷，一毫不续则穿垠判。阴之所以升降者，气也；血脉之所以流行者，亦气也"。"气一处不周，则一处不灵""气畅则静，气郁则动""气一息不行，则肉一处必颤"，是故气为风"在下为气，在上为风。风之所发，可以验气之所聚也"。

风是脏腑禀性体液输布不均，异常流动而成。所谓风之本，本于气；风之动，气之变；风之成，气病也。盖风之体不一，而风之用有殊，故其体无微不入，其用无处不有。

2. 风的性质与致病特点

风无定体，风善动不居，无处不行。

风之性飘，飘则不实"风气之为物也，动多而静少"，风气妙化之红体液质，其液随风气流行不止，无处不有。"火降则气随入于土"，其液浊而行缓；流行经脉为病，谓"窜经风""传经风"；流行肚腹为患，谓"缠肠风"（忽邻只）；流行胸膈为害，谓"胸膈风"；上注巅顶为疾，谓"脑间风"；上行不足则眩，下行不足则厥。正如"风为百病之长"，风气对人体的影响很大，故初病轻症以"时风"为最多见，而重病、旧病久郁以"中风"为最危笃。虽东西方医家均有论及，但各有精义。

风的种类繁杂。从时间上言，新病之风为"时风"，旧病久郁之风为"奄风"；从禀气清浊来分，疾病根源之风多为"浊风"，浊风又有冷浊风、热浊风；从与其他病理产物兼夹来言，有风疾、食风、血风、暗风、风湿、风燥或燥风、湿风等；从受累脏腑体液来言，有肝风、脾风、心风、肚腹风、脑间风、传经风、筋经风、缠肠风、胸膈风、漏肩风以及胞宫风、时泻风、白紫癜风、癫风、疥癣风等。

从风与水、火的关系看致病特点。

风病易转寒、转热。从风气的本质言："风生于水受火炽，即水之妙化，而欲升腾者也。"风气多含水性之寒凉，因其"水之真阳上升"而为气；"而其浊者下附于地"而为风，在人体即为病理之风。

风气虽不名为水，而实为水之精，木之母也。故木与风气"子母同宫"，"木则善于建立者也"具生长发达之性；木风助火，故风病常易转寒、转热。

风与水、火、气、血的关系密切。俗言，"无风气，则火不生"。气搏而火热，"故磅礴者气之体，温暖者火之用。其在身也，呼吸属气，暖热属火。火一处不周，则气一处不行，火行于气，气不碍其为火，火清于气矣。故温暖火之体，周行气之用"。又言："水活而气周，气充于水，水不碍其为气，气清于水矣。故流动者水之体，浮载者气之用。其在身也，精血属水，呼吸属气，气行于血，血不碍其为气。气清于血矣。故周流血之体，运行气之用。"可见"气通则生，气闭则死。水火之变，妙用无穷。"

风邪为病，其病证范围较广，变化为快。其具体特点如下：淤遍及全身，无处不至，上至头部，下至足膝，外而皮肤，内而脏腑，全身任何部位均可受到风邪的侵袭；具有媒介作用，能与寒、湿、暑、燥、火等相合为病；风病来去急速，病程不长。其特殊症状也易于认识，如汗出恶风、全身瘙痒、游走不定、麻木以及动摇不宁等症状。临证时，发病在春季与感受风邪明显有关者，均可考虑风邪的存在。

（二）寒（冷）

1. 自然特性

寒具有寒冷、凝结特性，为冬季的主气，从小雪、大雪、冬至到小寒计四个节气，为冬令主气。寒为水气而通于肾，故称冬季为寒水当令的季节。因冬为寒气当令，故冬季多寒病，但也可见于其他季节。由于气温骤降，防寒保温不够，人体易感受寒邪而为病。

2. 寒邪的性质和致病特征

寒邪以寒冷、凝滞、收引为基本特征。

寒易伤阳：寒为阴气的表现，其性属阴，故寒为阴邪。阳气本可以制阴，但阴寒偏盛，则阳气不仅不足以驱除寒邪，反为阴寒所侮，故云"阴盛则寒""阴盛则阳病"，所以寒邪最易损伤人体阳气。阳气受损，失于温煦之功，故全身或局部可出现明显的寒象。如寒邪束表，卫阳郁遏，则见恶寒、发热、无汗等，称之为"伤寒"。若寒邪直中于里，损伤脏腑阳气者，谓之"中寒"。如伤及脾胃，则纳运升降失常，以致吐泻清稀，脘腹冷痛；肺脾受寒，则宣肃运化失职，表现为咳嗽喘促，痰液清稀或水肿；寒伤脾肾，则温运气化失职，表现为畏寒肢冷、腰脊冷痛、尿清便溏、水肿腹水等；若心肾阳虚，寒邪直中少阴，则可见恶寒蜷卧、手足厥冷、下利清谷、精神萎靡、脉微细等。

寒性凝滞：凝滞，即凝结阻滞之谓。人身气血津液的运行，赖阳气的温煦推动，才能畅通无阻。寒邪侵入人体，经脉气血失于阳气温煦，易使气血凝结阻滞，涩滞不通，不通则痛，故疼痛是寒邪致病的重要特征。因寒而痛，其痛得温则减，逢寒增剧，得温则气升血散，气血运行无阻，故疼痛缓解或减轻。寒胜必痛，但痛非必寒。由于寒邪侵犯的部位不同，所以病状各异。若寒客肌表，凝滞经脉，则头身肢节剧痛；若寒邪直中于里，气机阻滞，则胸、脘、腹冷痛或绞痛。

寒性收引：收引，即收缩牵引之意。寒性收引是指寒邪具有收引拘急之特性。"寒则气收"，寒邪侵袭人体，可使气机收敛，腠理闭塞，经络筋脉收缩而挛急；若寒客经络关节，则筋脉收缩拘急，以致拘挛作痛、屈伸不利或冷厥不仁；若寒邪侵袭肌表，则毛窍收缩，卫阳闭郁，故发热恶寒而无汗。

寒与肾相应：寒为水气，通于肾。寒邪侵袭，寒水泛滥，则尿少，水肿；寒水过盛，上制心火，则心痛、心悸、肢厥等。总之，寒为冬季主气，与肾水相应。

寒病多发于冬季，但也可见于其他季节。寒邪为病，其致病特征是：寒为阴邪，易伤阳气，故寒邪致病，全身或局部有明显的寒象。寒胜则痛，所以疼痛为寒证的重要特征之一。因寒则气收，故其病有毛窍闭塞、收敛、筋脉拘急的特性，表现为无汗、拘急痛或屈伸不利等。

（三）湿

1. 自然特征

湿具有重浊、黏滞、趋下特性，为长夏主气。从大暑、立秋、处暑到白露四个节气，为湿气主令。湿与脾土相应。夏秋之交，湿热熏蒸，水气上腾，湿气最盛，故一年之中长夏多湿病。湿亦可因涉水淋雨、居处伤湿，或以水为事。湿邪为患，四季均可发病，且其伤人缓慢难察。

2. 湿的性质和致病特征

湿为阴邪，阻碍气机，易伤阳气，其性重浊黏滞、趋下。

湿为阴邪，易阻气机，损伤阳气：湿性类水，水属于阴，故湿为阴邪。湿邪侵及人体，留滞于脏腑经络，最易阻滞气机，从而使气机升降失常。胸胁为气机升降之道路，湿阻胸膈，气机不畅则胸闷；湿困脾胃，使脾胃纳运失职，升降失常，故现纳谷不香、不思饮食、脘痞腹胀、便溏不爽、小便短涩之候。由于湿为阴邪，阴胜则阳病，故湿邪为害，易伤阳气。脾主运化水湿，且为阴土，喜燥而恶湿，对湿邪又有特殊的易感性，所以脾具有运湿而恶湿的特性。因此，湿邪侵袭人体，必困于脾，使脾阳不振，运化无权，水湿停聚，发为泄泻、水肿、小便短少等症。"湿胜则阳微"，因湿为阴邪，易于损伤人体阳气，由湿邪郁遏使阳气不伸者，当用化气利湿通利小便的方法，使气机通畅，水道通调，则湿邪可从小便而去，湿去则阳气自通。

湿性重浊：湿为重浊有质之邪。所谓"重"，即沉重、重着之意。故湿邪致病，其临床症状有沉重的特性，如头重身困、四肢酸楚沉重等。若湿邪外袭肌表，湿浊困遏，清阳不能伸展，则头昏沉重，状如裹束；如湿滞经络关节，阳气布达受阻，则可见肌肤不仁、关节疼痛重着等。所谓"浊"，即秽浊垢腻之意。故湿邪为患，易于出现排泄物和分泌物秽浊不清的现象。如湿浊在上则面垢、眵多；湿滞大肠，则大便溏泻、下痢脓血黏液；湿气下注，则小便浑浊、妇女黄白带下过多；湿邪浸淫肌肤，则疮疡、湿疹、脓水秽浊等。

湿性黏滞："黏"，即黏腻；"滞"，即停滞。所谓黏滞是指湿邪致病具有黏腻停滞的特性。这种特性主要表现在两个方面：一是症状的黏滞性，即湿病症状多黏滞不爽，如大便黏腻不爽，小便涩滞不畅以及分泌物黏浊和舌苔黏腻等。二是病程的缠绵性，因湿性黏滞，蕴蒸不化，胶着难解，故起病缓慢隐袭，病程较长，往往反复发作、缠绵难愈。如湿温，它是一种由湿热病邪所引起的外感热病。由于湿邪性质的特异性，在疾病的传变过程中，表现出起病缓、传变慢、病程长、难速愈的明显特征，如湿疹、湿痹（着痹）等，亦因其湿而不易速愈。

湿性趋下：水性就下，湿类于水，其质重浊，故湿邪有下趋之势，易于伤及人体下部。其病多见下部的症状，如水肿多以下肢较为明显，如带下、小便浑浊、泄泻、下痢等，亦多由湿邪下注所致。但是，湿邪浸淫，上下内外，无处不到，非独侵袭人体下部，所谓"伤于湿者，下先受之"（《素问·太阴阳明论》），说明湿性趋下，易侵阴位，为其特性之一。

湿为长夏主气，与脾土相应。湿邪有阻遏气机，易伤阳气之性，其性重浊黏滞，且有趋下之势。故湿邪为病，表现为人体气机阻滞，脾阳不振，水湿停聚而胸闷脘痞、肢体困重、呕恶、泄泻等，以及分泌物和排泄物如泪、涕、痰、带下、二便等秽浊不清。

（四）燥（干）

1. 自然特性

燥具有干燥、收敛清肃的特性，为秋季主气。经过秋分、寒露、霜降到立冬四个节气，为燥气当令。秋季天气收敛，其气清肃，气候干燥，水分匮乏，故多燥病。燥气乃秋令燥热之气所化，属阴中之阳邪。燥邪为病，有温燥、凉燥之分。初秋有夏热之余气，久晴无雨，秋阳以曝之时，燥与热相结合而侵犯人体，故病多温燥。深秋近冬之际，西风肃杀，燥与寒相结合而侵犯人体，则病多凉燥。燥与肺气相通。

2. 燥邪的性质和致病特征

燥胜则干，易于伤肺，为燥邪的基本特征。

干涩伤津：燥与湿对，湿气去而燥气来。燥为秋季肃杀之气所化，其性干涩枯涸，故曰"燥胜则干"。燥邪为害，最易耗伤人体的津液，形成阴津亏损的病变，表现出各种干涩的症状和体征，诸如皮肤干涩皲裂、鼻干咽燥、口唇燥裂、毛发干枯不荣、小便短少、大便干燥等。

燥易伤肺：肺为五脏六腑之华盖，性喜清肃濡润而恶燥，称为娇脏。肺主气而司呼吸，直接与自然界大气相通，且外合皮毛，开窍于鼻，燥邪多从口鼻而入。燥为秋令主气，与肺相应，故燥邪最易伤肺。燥邪犯肺，使肺津受损，宣肃失职，从而出现干咳少痰，或痰黏难咯，或痰中带血，以及喘息胸痛等。

燥为秋季主气，与肺相应。燥邪以干涩伤津和易于伤肺为最重要特征。不论外燥还是内燥，均可见口、鼻、咽、唇 等官窍干燥之象，以及皮肤、毛发干枯不荣等。

（五）热（温、暑、火、热）

1. 自然特性

热具有炎热特性，旺于夏季，经历春分、清明、谷雨到立夏四个节气，为火气主令。因夏季主火，故火与心气相应。但是火并不像暑那样具有明显的季节性，也不受季节气候的限制。

2. 温、暑、火、热的关系

温、暑、火、热四者性质基本相同，但又有区别。

这里的温和热均指病邪而言。温为热之渐，热为温之甚，二者仅程度不同，没有本质区别，故常温热混称。在温病学中所说的温邪，泛指一切温热邪气，连程度上的差别也没有。

温、热、火三者而言，温、热、火虽同为一气，但温能化热，热能生火，所以在程度上还是有一定差别的。温为热之微，热为温之甚；热为火之渐，火为热之极。

3. 火邪的性质和致病特征

火邪具有燔灼、炎上、耗气伤津、生风动血等特性。

火性燔灼：燔即燃烧，灼即烧烫。燔灼是指火热邪气具有焚烧而熏灼的特性。故火邪致病，机体以阳气过盛为其主要病理机制，临床上表现出高热、恶热、脉洪数等热盛之证。总之，火热为病，热象显著，以发热、脉数为其特征。

火性炎上：火为阳邪，其性升腾向上。故火邪致病具有明显的炎上特性，其病多表现于上部。如心火上炎，则见舌尖红赤疼痛，口舌糜烂、生疮；肝火上炎，则见头痛如裂、目赤肿痛；胃火炽盛，可见齿龈肿痛、齿衄等。

伤津耗气：火热之邪，蒸腾于内，最易迫津外泄，消烁津液，使人体阴津耗伤。故火邪致病，其临床表现除热象显著外，往往伴有口渴喜饮、咽干舌燥、小便短赤、大便秘结等津伤液耗之征。火太旺而气反衰，阳热亢盛之壮火，最能损伤人体正气，导致全身性的生理机能减退。此外，气生于水，水可化气，火迫津泄，津液虚少无以化气，亦可导致气虚，如火热炽盛，出现壮热、汗出、口渴喜饮的同时，又可见少气懒言、肢体乏力等气虚之象。总之，火邪为害，或直接损伤人体正气，或因津伤而致气伤，终致津伤气耗之病理结果。

生风动血：火邪易于引起肝风内动和血液妄行。

生风：火热之邪侵袭人体，往往燔灼肝经，耗竭津血，使筋脉失于濡养，而致肝风内动，称为热极生风。风火相煽，症状急迫，临床上表现为高热、神昏谵语、四肢抽搐、颈项强直、角弓反张、目睛上视等。

动血：血得寒则凝，得温则行。火热之邪，灼伤脉络，并使血行加速，迫血妄行，易于引起各种出血，如吐血、衄血、便血、尿血以及皮肤发斑，妇女月经过多、崩漏等。

易致肿疡：火热之邪入于血分，聚于局部，腐肉败血，则发为痈肿疮疡。"痈疽原是火毒生"火毒、热毒是引起疮疡的比较常见的原因，其临床表现以疮疡局部红肿热痛为特征。

易扰心神：火与心气相应，心主血脉而藏神。故火邪伤于人体，最易扰乱神明，出现心烦失眠、狂躁妄动，甚至神昏谵语等症。

综上所述，火有生理性火和病理性火，本节所讲的为病理性火，又名火邪。火邪就来源看，有外火和内火之异。外火多由外感而来，而内火常自内生。火邪具有燔灼炎上，伤津耗气，生风动血，易生肿疡和扰乱心神的特征。其致病广泛，发病急，易成燎原之势。在临床上表现为高热津亏、气少、肝风、出血、神志异常等特征。

第四节　病机

回医学在辨证论治中特别注重人的禀性及其病理根源，常将禀性衰败与病因病机联系在一起讨论。要求人们在研究和掌握疾病发生发展的机理时，既要根据禀性与四性体液的相互联系，分析整体机能变化，又要通过认识病性，检查禀性衰败所致之病理根源及其证候表现，以便采取相应的治则。在施治过程中，不断调整有机整体功能和禀性体液活动，使其趋于平衡，恢复健康。

生理状态下的禀性、气质体液和病理状态下的禀性衰败、病理根源说是回族医学中十分重要的学术内容。它虽萌生于《回回药方》等医籍中，但在回族医学的学习研究中，尤其在深入探讨东西合璧的回族医学病理学说较深层及核心内容中，越来越受学术界关注。

禀性衰败是回族医学病机理论的核心，也是东西方医学高层次、高水平的巧妙结合。运用这一学说能够全面地概括疾病发生的原因和条件，能够从整体观念上阐明疾病过程中人体的病理变化，能为认证识性提供诊断依据，在辨证施治的过程中，有执简驭繁的作用。

回族医学中真一、元气、阴（静）阳（动）、四元、三子、四性、四液等气质体液理论，是构成禀性衰败、病理根源说的基础。在正常情况下，禀性是个体生理特性。这种特性是个体身心脏腑、气质体液等内在结构、功能与认知心理、应变能力综合作用后的整体性显现。正所谓禀性寓于气质、气质必于禀性。而使机体的生命活动、抗御疾病能力，在脑及气质体液的统一调控下，维持在弱稳态、低水平状况，这就是禀性衰败，这种亚病理状态是不能用西方传统解剖方法，把它从有形的肉体中单独解构、分离出来的一种无形的客观存在。它只是一种对疾病过程中机体应变系统所处功能状态的概括表述，但它亦能反映出病理过程中禀性的气质和体性四液应变能力及这两个方面所处的状态和疾病变化的趋势。

一、禀性衰败

（一）禀性衰败与四气四性的关系

禀性衰败不仅与四气（火、气、土、水）相互关联，为禀性衰败定质；而且与四性（热、冷、湿、干）关系密切，为禀性衰败定性。在《回回药方》中常论及禀性衰败，言"肝经禀性有干，有干者身瘦，作渴、意思如痨""禀性湿者，不作渴，身不瘦，却脏腑不住干者而硬"，又"冷根源在胃经、肝经、脾垂、腰乎等内生的证候"等，多处论及，禀性衰败而湿，禀性衰败而干，禀性衰败而热，禀性衰败而冷，并以脏腑经脉组织为其定位。这是在疾病发生发展期间，截取其一个时间断面，进行综合评价的结论。它是超越了临床症状、体征或实验室检查结果进行抽象而得出的结论。禀性衰败以质、性、位表达其病理变化，虽未具体地列出疾病当时的变化细节，却能言简意赅地反映禀性衰败在疾病当时的总特征。

由于禀性衰败在疾病发展过程中，或在治疗过程中发生变化，所以，同一种疾病在不同的时间断面上，可以表现出不同的禀性衰败，如同为"胸有风浊"所致的胸膈胀痛病，在不同的人和不同的时间，有的禀性衰败而冷，或湿；有的禀性衰败而热，或干。而不同的病，有时又可以呈现出相同的禀性衰败，如暗风、口眼歪斜、中风不醒、右瘫左痪、身颤心跳等不同的病，其禀性衰败皆冷，其病理根源多为白疾根源或黑浊血根源。这都是由于禀性，或体质气质的差异而为。

从体质气质而言，回医学有水、火、气、土四气质，即分为：水质禀性衰败，火质禀性衰败，气（风）质禀性衰败，土质禀性衰败。

从体质气质而言，回医学坚守"四性"说，即热、冷、干、湿（润）。在禀性衰败中，虽很少言"质"，而多达及"性"，但在定性中包含着定质。如水质禀性衰败，常表明其禀性衰败而湿，或禀性衰败而冷。已经指出禀性衰败的气质为水，所以水质禀性衰败不会出现或很少有禀性衰败而热，或禀性衰败而干的气性。同理，火质禀性衰败，最易热化，干（燥）化，其"性"多热，多干；气质禀性衰败，最易湿化，热化；土质禀性衰败，最易干化、寒化等。都是通过对气性体质特性的认识来实现的。

在病理状态下，如热疾根源，干疾根源，均与火质禀性衰败关系密切；湿疾根源，热疾根源，均与气质禀性衰败关系密切；干疾根源，寒疾根源，均与土质禀性衰败关系密切；寒疾根源，湿疾根源，均与水质禀性衰败关系密切。这些均是不同体质的禀性衰败所呈现的相关抗病反应，从而构成了临床表现的主要基础，成为辨体质、察病情的理论依据。

（二）禀性衰败与四液的关系

禀性衰败不仅有四气、四性的病理变化，而且与脏腑、体液的"量质"转化有关。在生理状态下，若禀赋之气以"风"胜，则体液清中至清；禀赋之气以"水"胜，则体液稍清；禀赋之气以"火"胜，则体液为清中之浊；禀赋之气以"土"胜，则体液为浊。故体液的合成、释放、输布、更新皆能反映出禀性四气。

在脑的分泌布液功能支配下和自我调节的过程中，"四元交互，化育始蕃"，四气化育四液，包含四性，在生命体内，始终保持一定的动态平衡。病理状态下，如禀性衰败而冷，白体液受浸染，多为浊水病理根源，常见于白疾根源、白浊根源、恶润及浊润根源以及浊风根源证候。禀性衰败而热，黄体液受浸染，多为黄水病理根源，常见于湿浊根源、黄水根源、黄疸根源证候。

禀性衰败而湿，红体液受污浸染，多为瘀血病理根源，常见于风疾根源、血瘀根源和黑血根源证候。禀性衰败而干，黑体液受污浸染，多为浊疾病病理根源，常见于浊疾根源、黑浊血根源和暗风根源证候。

二、 体液衰败

回医学认为，体液是人从生到死吸收营养物质而不断自然产生的复杂液质，是人类生存的重要因素，对人体的健康有极大的影响。所谓体液衰败是指禀性衰败四种体液发生异常变化，人体气质处于异常状态。

（一） 体液衰败病机

人之后天性命形体，全赖体液气血濡养。气血四液正常内行脏腑脉络，外充皮毛，渗透肌肉，滋养筋骨，故百体平秘，运动无碍。气血体液无时无刻不停地流行循环，新陈代谢，通达合身，载理承性。然而，尘世纷杂，浊气横流，四液不仅有数量和质量的变化，而且受染于热、湿、疾、毒之浸，而浊而有朽。气浊而息动，可以呼出，吐故纳新，而体液朽而内浊，不可能经常排出浊液，换入新液，故体液受染，如不能及时调控，扬清抑浊，最易淹腐为浊湿、黑血、痰饮、浊风或黄水等异常体液、病理产物。正如《回回药方》卷三十载："半消之血，流行至经脉，不得输布、凝聚郁滞，便成消渴、内蛊病。血淹于浊水，瘀浊泛滥致病。"其病理产物互相与异常四气兼夹，流行沉淀，聚集致病。这些有害的体液，根据其变化的程度，病理产物的性质和致病特点，导致疾病的类别，将它分为时风浊气、痰浊、瘀血、湿浊、黄水、情志等6种。

（二） 体液衰败与四性的关系

发生病理变化的实质，均与四大体液衰败的"浓、黏、凝、聚"和人体"冷、热、干、湿"四禀性的衰败有关。

衰败白液质，多为湿寒偏盛，水患为病，常见症状如面目苍白，形体肥胖，肌肉松弛，性情沉静，动作迟缓，嗜睡喜卧，小便清长，舌质淡，舌台白，脉迟缓，亦称"白疾根源"。

衰败黄液质，多为干热偏盛，火患为病，常见症状如面赤目黄，形体消瘦，肌肉坚硬，烦躁易怒，动作迅猛，少寝多梦，小便黄赤，舌质红，苔黄少，脉数弦，亦称"黄疾根源"。

衰败红液质，多为湿热偏盛，气患为病，常见症状如情志抑郁，胸腹胀痛，多疑多哭，妇女经前乳胀，经痛，月经不调，食少纳呆，厌油腻，泛恶，心悸神恍，舌质淡，苔白润，脉松软且细，亦称"红疾病根源"。

衰败黑液质，多为干寒偏盛，土患为病，常见症状如面黄肌瘦，身重腹满，肌肤粗糙，精神萎靡，反应迟钝，坐卧不安，食少纳呆，便秘尿少，舌质灰黑，苔厚腻，脉细无力或沉，亦称"黑疾根源"。

（三）体液衰败导致的各种疾病的病机

1. 热性气质失调疾病

系指由于黄液质或红液质的热性偏盛，人体气质发生异常变化而导致的各种疾病。如各种急性炎症、血液腐败性伤害、急性发热等。

2. 湿性气质失调疾病

系指由于红液体或白液体的湿性偏盛，人体气质发生异常变化而导致的各种疾病。如水肿、湿疹等。

3. 寒性气质失调疾病

系指由于白液质或黑液质的寒性偏盛，人体气质发生异常变化而导致的各种疾病。如瘫痪、肌肉松弛、麻痹等。

4. 干性气质失调疾病

系指由于黑液质或黄液质的干性偏盛，人体气质发生异常变化而导致的疾病。如癌症、麻风等。

5. 黄液质性气质失调疾病

系指由于黄液质在数量或质量上出现偏盛，使人体气质发生异常变化而导致的各种疾病。如急性发热、全身或某一器官出现发红、发热或灼热、发黄、发痒等急性疾病。

6. 红液质性气质失调疾病

系指由于红液质在数量上或质量上出现偏盛，使人体气质发生异常变化而导致的各种疾病。如持续性发热、各种急慢性炎症（肺炎、脑膜炎、高血压）等。

7. 白液质性气质失调疾病

系指由于白液质在数量上或质量上出现偏盛，使人体气质发生异常变化而导致的各种疾病。如全身或某些器官以发凉、发湿、发白、发肿为主要症状的慢性疾病。

8. 黑液质性气质失调疾病

系指由于黑液质在数量上或质量上出现偏盛，使人体气质发生异常变化而导致的各种疾病。如神经衰弱、精神病、神经病、忧郁症等。

三、 脏腑衰败

回医学对脏腑器官组织的认识，既承袭了古希腊医学和阿拉伯解剖学，也吸收融会了中医学中藏象学说的部分内容。认为脏腑与其相关的组织器官是形态与机能的和谐统一的大系统中的支系统。"人极大全，无美不备，既美其形，复美其妙"，以人极至上的美学观念对人类形体、精神及对生命运动的妙理玄机倍加赞美，对经络的存在及其重要作用则完全采取肯定的态度。在国内流行至今的若干伊斯兰汉译著作中，往往把红色的心，黄色的心包和白色的经脉相提并论。特别在论述脑时，把经络的功能与脑提到主宰和调节生命运动的高度联系起来，颇具特色。所以，回医学提出了综合脏腑经络研究，并依此命名疾病，开展脏腑生理病理学研究。

1. 脏腑衰败与经络的联系

经络内属脏腑，外络肢节，沟通内外，贯穿上下，传递信息。把人体各脏腑器官组织连成一个有机的形质和谐、完美的整体，并借以运行气血，输传体液，营养全身，调节机体活动。

疾病的发生与传变，通过经络内传所合脏腑，脏腑病理形色必见于外。脏腑衰败，相互影响，通过经络传递，影响其他脏腑，并引所犯脏腑体液的功能和性质的失常而发生一系列相应的病变。回医学对经络的名称，仍沿用朴素的、与之相联系的脏腑器官及某些解剖部位之名。如心经、肺经、胃经或膀胱经以及齿脉、耳脉、肩脉等。

2. 脏腑组织与机能活动的综合表现

回医学认为，生命亦是脏腑组织与机能活动的综合表现。从生元始，一点种子，胚胎初化，一分为二，清藏于内，浊围于外开始，人身小世界的一系列有序的生化运动，阴与阳、清与浊、有形与无形、物质与精神、体液与质性的相互关系及其生化过程，说明具有生命的形体是由"授于母宫"的一点种子，得父母交感之气化育而成，符合现代生命科学受精卵发育成胚胎过程的认识。受精卵具有生命个体的各种信息，因而能够化育出人体的各个脏腑器官组织。当元气"首判阴阳，爰方性智"，清、浊再分白、黄、红、黑"四液"；当"四气"所专注之气载"四性"轮转流行，分布弥漫，连续着的生化方式及其相互关系形成；当脉道通使、纳载，体液与血气运行输布，脏腑组织、内外感官及功能完备，"大成全品"之果，人极成也。

回医学立足于"人为万物之枢机"，人是一个整体的、系统的、相互联系、连续运动着的机体这一观点。人身既是一个"有形"的相互联系的有机结构系统，又是一个"形体"的"理性"合一的功能完备的活的运动系统。这种认识的方法既是以人体解剖为起点，又以活的生命为对象。因而不但能认识到人体的静态结构，还能认识到人体的动态机能，从而形成回族医学认识人体的独特的方法。承源于具有丰富解剖知识的回医学，与拉齐、阿维森纳时代及其以后欧洲维萨里开始的较精细的解剖学相比，显然是粗糙的，这与回医学与中医学的融合中所具有的特性有关。回医学在认识人体脏腑组织的形态和基本特点之后，把重点放在认识各脏腑器官功能及其与之关系密切的气质、四液、四性相关联系上，加上历史原因与时代局限，回医学逐渐忽视了人体各个脏腑组织的更精细的解剖与研究。

第八章
预防与治法

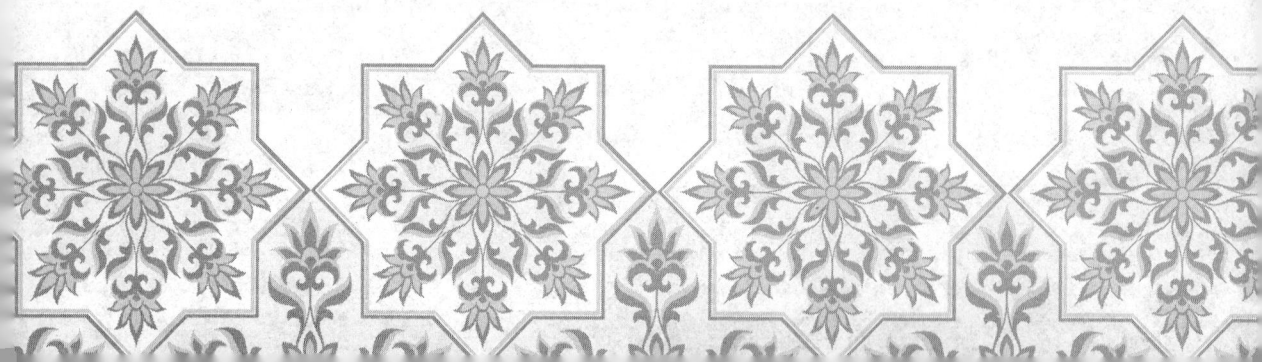

第一节　预防

一、　回医预防思想

回医养生保健文化是回族在独特的生活习俗中形成的健康生活方式、行为准则和养生观念，虽然较为零散，但与回医治未病思想不谋而合。多年来，这些养生保健方法使回族群众得以健康长寿。

1. 宗教习俗蕴涵养生保健理念

回族信仰伊斯兰教，对回族来说，宗教不仅是一种文化传承，同时也具有养生保健的作用。念、礼、斋、课、朝是伊斯兰教的五大功课，回族人须日日练之。

念为五功之首。念时要求驱除杂念，一心一意，呼吸、运气要有定数。此功客观上与气功之静功相似，具有保健作用。

礼指礼拜。礼拜的要素是净、静、动三者结合。净身是要按照一定程序冲洗，净心是审视自己的心理和行为；静指礼拜中要目不斜视、耳不外听、全神贯注；动指按规定要求的形态与姿势，有节奏地站立、鞠躬、叩头、跪坐等。净、静、动三者结合，有"静则养性、动则养形"的功效，长期坚持，使形神得养，益寿延年。

斋是封斋。回族每年封斋1个月。在封斋月中，每日在太阳将东升之前要洗漱，进食完毕，在太阳落山后再进食。此功与现代医学的饥饿疗法相似，有化除积瘀、清心醒脑的作用。

2. 饮食卫生习俗符合大卫生观

回族对生活用水十分讲究，洗手、洗脸、洗菜、洗碗均用冲洗法，不用盆洗，故汤瓶、吊罐是回族家庭最基本的卫生生活用具。

回族喜食强壮的牛、羊、骆驼、鸡、鸭、鹅等动物，且必须经过阿訇按规定（切断颈动脉）宰之，并流尽全身血液方能食用。此外，还禁食猪肉，以及某些不反刍的畜类、爬虫类，自死的或非阿訇宰杀者、动物的血等。

回族常用的盖碗茶中除茶叶，尚配入枸杞、红枣、桂圆、核桃仁、果干、橘皮、冰糖、芝麻，名曰八宝茶。此茶长期饮用具有健脾益肾、提神明目、益气养血、抗御风寒、延年益寿的作用。

回族还常喜欢把羊油切碎，加油炒熟，再加面粉炒至微黄，加入葱花、盐末拌匀制成油茶。此茶可饮、可食，携带方便，便于贮藏，且有温润肠胃之功效。

3. 独特生活习俗包含朴素养生思想

回族孕妇在临产时，婴儿落地后先用干净棉花团或棉布蘸温水轻轻擦洗3遍并促其啼哭，以通气道；后清洗口鼻、耳内污秽之物，以防吸入体内引发病变；再用烧烤过的剪刀断脐，在伤口上敷以少许麝香，并用洁净的白布包裹，以防脐风发作；最后给婴儿灌吸甘草汤以疏通消化道，预防转肠风。

回族还常给婴儿服甘草水、冰糖，用艾叶灸穴位，用按季节采集的百草煎煮水洗涤婴儿全身，以预防传染病。

回族男孩在12岁左右要行割礼，即切除阴茎包皮。割礼可有效预防包皮炎、龟头炎、阴茎炎、阴茎单纯疱疹、阴茎癌等。此外，还可预防成年婚后由于男方包皮过长而藏留细菌引发妻子患某些妇科疾病。

回族讲求服饰净、居处净。婴儿用白布包，男子戴白帽，女子戴白盖头，亡者用白布裹尸。回族的居处周围不乱置垃圾，动物残骸、宰杀动物的血、病死的畜禽等均挖坑深埋。

回族主张人亡后简葬、速葬，晨亡午埋，尸不过3天，亡人（尸体）以3丈白布裹身，不用棺，不穿寿衣，不放置随葬品，按一定教规以深坑埋之。此举可减轻亡人亲属经济负担，预防因情绪变化而致有关疾病，减少人与带菌的尸体接触机会，减少尸体对环境的污染，防止疾病传播。

回族独特的生活习俗中，方方面面都包含着朴素的养生思想和保健方法。虽然其没有完整的理论体系，蕴含着未病先防、饮食有节、起居有常、适量运动、调摄情志等治未病最根本的理念，同时也符合现代养生保健理念。

养生保健的作用与效果，同时也印证了回族养生保健与回医养生所期望的"能年皆度百岁而动作不衰者，以其德全不危也"的养生目的完全吻合。

二、 回医预防方法

（一） 净心洁体

回族的卫生习惯，有着悠久的历史传统和文化根基，讲究卫生的习俗和规程的形成。首先是受到伊斯兰文化的影响，《古兰经》言："须应当远离污秽。"回族视洁身净心为一种文化现象，一种社会意识、做人的原则。讲究卫生这一习俗，给回族群众带来很大的好处：首先这种良好的习俗，造就了回族群众良好的身心素质。其次，有利于身心健康，有利于防病愈病，进而影响人的精神面貌。

回族对讲究清洁卫生的理解，已从一般意义上深化到人们的道德修养和品质理解的层面。身体和环境的清洁仅仅是"洁身"的基本层次，而较高层次的清洁，是要自觉地、主动地把"洁身"同"净心"联系起来，即洗涤其身，洁诚其心，要洁其身而净其心，表里皆洁也。不仅要做到身体与周围环境的清洁，还要做到内心灵魂的清洁，即身心并重。正如《清真指南》言，"日日洁体""则身心自然检束久之，明德自明，嗜欲潜消，自然摆脱魔缠"，此举于健康有益，能使疾病早愈。

1. 沐浴

沐浴是回族最重要的风俗之一，也是重要的道德要求。沐浴，可分为大净和小净。"沐"即小净，"浴"，即大净。小净的洗法规程：洗两手至腕部，洗两便，漱口，呛鼻，洗脸，洗两手至两肘，抹头，扶耳，扶额，洗脚至踝骨。大净，就是用清洁的水洗涤全身。

2. 洗涤衣服

回族重视人的外表，认为外表可以影响内心。衣服是外表的重要内容。衣服第一功用是保护身体；第二功用是增加美观；第三功用是借外表美丽人的精神。既然衣服有如此功用，对衣服就应重视，讲究清洁卫生就必须从衣服做起。反之，如果衣服脏了加之不修边幅，蓬头垢面，既有害身体健康，又影响人的美观，更会影响精神面貌。衣帽干干净净，穿着整齐，会使人感到舒服、优美，特别能体现出一个人良好的生活习惯。

3. 起居卫生

居处环境的清洁，直接或间接地影响人的身体健康和性情。居住环境杂乱无章，肮脏污秽，容易使人心情烦躁，爱发脾气，甚至会做出一些不理智的事情；而清爽整洁的居住环境，既有利于身体健康，又有助于涵养性情，使人心情愉快。

4. 饮食卫生

回族饮食卫生以"净洁为相依，污浊受禁止"为原则，并指出"养身之道，莫大于饮食"，饮食与养性有关，"谨择饮食，修身养性"。虽然，"世间草木，助人身之生长；世间鸟兽，助人身之壮健；世间飞行，助人身之运动"。皆人身体之滋养，不可缺少。但回族遵循、恪守伊斯兰教规中关于饮食可食与不可食的许多规定，如饮食不拘荤素，荤素适当搭配，食之不偏不倚，"值素亦不思荤，非不食荤也；值荤亦不必素，非不食素也，听命自然，略无冀慕而自专也"。肉食可食者，"如畜养之类，牛、羊、鸡、鹅是也；山野之类，獐子、兔、鹿是也；水潜之类，鱼是也；飞翔之类，天鹅、野鹅是也"。肉食不可食者，有七，"惯于刁抢者不可食，鹰、鹞之类是也；性之残酷者不可食，虎、狼之类是也；形异于常者不可食，鳖、鳝、刺猬之类是也；秽污不堪者不可食，豕、犬之类是也"。还有如自死物、血液等以其不洁而禁食；酒能易人之志，浊人之神，为诸恶之钥匙也，亦当禁饮等。凡不可食之物，或其"性贪"，或其"气浊"，或其"污秽""惑智"，都是"害生"或"害性"之物，故曰"食不义，滋不义，食不洁，滋不洁，多食野兽，其性如之"。饮食所以养性情也，以彼之性，益我之性，彼之性善，则益我之善性，彼之性恶，则滋我之恶性，彼之性污浊不清，则滋我之污浊不洁性，饮食所关于人之心性者大矣。

（二）抑浊扬清

1. 理论根据

因其人之心身"命清体浊，命阳体阴，阴阳互合"而成，"形骸者，乃阴阳互合，变化成体"。其生性，火、风、水、土之性，所得后天。即涵阴阳之性，承父母之性，"囿于万变不同之时光"又"染于万变不同之习俗"浊而有朽；又授受喜怒悲伤，恐惧哀乐阴霜寒暑，风雷雨露，以成岁月之煎熬，从而影响健康，不是改动禀性，导致气质失调性疾病，就是侵构脏腑体液质量异常，导致体液失调性疾病，其抑浊扬清尤为必要。

2. 相辅相成

抑浊扬清，本为人之身心的正常生理代谢功能，又称"升清降浊"。"升清"是新陈代谢运动的一种形式，"升"除有向上向内的含义外，还有保留于体内，以供体内心身必需的营养之意。"清"在一般情况下，为人体的活动提供营养物质，即"精微物质"，故"升清"实际上是人体在代谢过程中保持体液平衡，维护身心健康的主要功能。

"降浊"，同样也是新陈代谢运动的一种形式，与"升清"相辅相成。"降"，除有向下向外的含意外，还有祛浊、排毒于体外之意。"降浊"，在一般情况下，是指在代谢过程中，或在某一阶段，将多余的、异常的代谢产物，即"浊物""废液"降解排出体外。故"降浊"，实际上是指在体液代谢输布过程中，将其无用的"浊物""废液"等生理产物，以不同的方式，通过不同的途径化生清除，排出体外。

在正常的生理状态下，人之身心及各脏腑体液，包括组织细胞，都有"升清降浊"，即"抑浊扬清"的新陈代谢生理功能。扬其清，清而上升；抑其浊，浊而下降，清浊在体内不断地运动，吐故纳新。如心的舒缩，肺的呼吸，脏与腑的藏泻等，都能使气血体液得以输布代谢，内而脏腑器官经脉细胞，外而肌肤皮毛五官五觉，无处不有。营养物通过脏腑体液敷布周身，以激发推动各脏腑组织器官的功能活动；各脏腑组织器官的功能活动，又不断将气血体液运输于全身，发挥其营养滋润和祛浊排毒作用。

3. 身清心净，增强体质

养生和预防疾病的中心思想在于保护身清心静，增强体质，加强抗病能力。因为疾病的发生，主要取决于机体的内因，即禀气。回医言"正气存内，邪不可干"，而禀性气质的强弱，主要取决于下列几种因素。

（1）身体素质

体质的好坏与先天禀赋关系密切，先天禀赋受的阴阳之性、父母之性遗传给后代，使其具有个体特征，因其禀赋不同，其性格、形态、体质、禀性各有其不同的特点，其影响健康或致病的情况也有所不同。

（2）精神状态

精神，即精神力和心脑功能，性情状态直接影响着人体的身心脏腑体液和气血的功能，从而影响着人体的健康状态和抗病能力。所以，回族非常注重"清心尽性"来预防疾病的发生。

（3）生活环境

人类的生活地域幅员辽阔，各地气候不同，地理环境不一，对人体的影响也不同。因此，不同地域有其不同的地方病和多发病。正如李时珍所言"人禀性于乾坤，而圈形于一气，横目二足，虽则皆同，而风土气习，自然不一……故五分九州，水土各异，其民生长，气息亦殊"。

（4）生活习惯

生活习惯直接影响人体的营养状况和体质强弱。有无良好的生活习惯直接影响人体的营养状况和体质强弱。一要注重饮食的合理调配，按时按量，养成良好的生活习惯，对增进机体的健康有重要意义；二是按时休作，劳逸适度，起居有常，对保健防病、增强体质，也是很有必要的。

总之，回医学认为，人类是世界上最文明的生物，人们在自己的整个生存过程中，为长寿而努力奋斗。为了实现这一目标，人们首先要保持身体健康。回医学将人类保健的必要条件归纳为 10 项，即新鲜的空气、按质按量的饮食、合理的动与静、适当的睡与醒、正常的积与泄、保持良好的精神状态、保持身体及环境的清洁卫生、避免不良的习惯、过适当的性生活、做好妇幼及老年保健等。

第二节 治疗法则

回医药学治疗系统是一个综合性的治疗系统，它由治疗观点、治疗原则、治疗特点和一系列疗法和措施共同组成。其治则治法也随着东西合璧的回医药学发掘研究的不断深入，对人体生命医学理论的不断探索以及为满足人们对健康的追求和医学保健的需求而将逐渐完善。

治疗法则，即治疗疾病必须遵循的基本原则，是通过"治症认病"，对疾病进行全面分析、综合判断，针对不同的病情确定的各种相应的治疗准则。对于立法处方用药及预防保健，具有普遍的指导意义。

一、 理气调性

疾病的发生和变化，是十分复杂的，回医药学认为其发生与禀性衰败有密切的联系。正如，"风雨寒热，不得虚邪，不能独伤人。猝然逢疾风暴雨而不病者，盖无虚，故邪不能独伤人。此必因虚邪之风，与其身形，两虚相得，乃客其形"。"无虚"既是人的身心健康完好，禀性不衰。如果各种致病因素导致禀性衰败，四气、四液性质发生偏盛偏衰，就会有异常反应，促使疾病的发生和发展。从根本上说是气质的相对平衡状态受到破坏，因而发生热、湿、寒、干及干热、湿热、湿寒、干寒和体液的异常所致。所以理气调性，使体液恢复正常，是临床治疗疾病的根本原则。

（一）调节动静

调节动静可以间接调节人体的内在生命运动。《内经附翼·医易》曰："天下之万理，出于一动一静。"通过调节人体动静之状态，增强人体的防御能力，达到平衡状态。

（二）激发元气

激发人体的元气，调补人体的气力，使用扶助防病能力的药物或采用其他疗法，并配合恰当的营养性食物和治疗性食物及功能锻炼，提高人体的抗病能力和自然修复能力，以达到祛邪治病的目的。通过激发人体的元气，调补气力，对于一些防御能力较弱，而邪不强大的病证较为适宜。根据人体的具体情况，激发元气，分别运用补三大力，即通过补生命力、精神力和自然力三种治则来激发元气，达到补脑、补心、补肝等目的。

（三）驱除外邪

亦即使用攻逐消除病邪的药物，或运用埋沙、温泉浴、日光浴、手治等疗法，祛除病邪，以达到邪去力复的目的。根据病邪强弱的不同情况，分别运用发汗、攻下、涌吐、利尿、鼻内舌下流液，寒化、干化、热化、湿化及放血、拔罐、放水蛭等治法。

（四）平衡四液

四液，即体液的四质，包括白液质、黄液质、红液质和黑液质。四体液质为人身血肉精气之体，在生理演化过程中有生理性的差异，如老年人多黑液质，中年人多黄液质，少年多红液质，儿童多白液质，倘若四液质比例失调，盛衰变异，即可发生疾病。

四液在人体的分布及其性质均有所不同。白液质，是由摄入人体的营养物及湿性物质产生的，聚于人体的各个器官组织最小单位间的清澈液体，遍布全身，性寒，偏湿；黄液质，是一种淡黄稍浊，味极苦的液体，性热，偏干，形成于肝脏，聚于胆囊变浓，主要参与消化；红液质，为生命活动的主要物质，是一种红色的浊中稍清的液体，味略甘咸，性湿，偏热，主要分布在骨髓与肝脏，通过心脏跳动及血管扩张而循环于全身，补充消耗的能量；黑液质，是一种色黑，味酸苦而混浊的液体，性干燥，偏寒，它能形成沉淀，保持各器官组织的形体和能量。

平衡四液是回医学的一大治则，只有保证四液的平衡稳定，才能使身体各项机能达到平衡协调的状态，从而发挥正常的生理功能。

（五） 调和四性

四性，即寒、热、燥、湿。《回回药方》多表述为冷、热、干、润。在自然界，四性因四气轮转流行而成．流行至东方所专盛之气，则其时为春，春季主气为"风"，为"冷"，其气肃冽；流行至南方所专盛之火，则其时为夏，夏季主气为"热"，其气炎热；流行至西方所专盛之土，则其时为秋，秋季主气为"温（干）"，其气平和；流行至北方所专盛之水，则其时为冬，冬季主气为"湿"，其气稍冷。

二、 治病求本

治病求本，系指寻找出疾病的根本原因，并针对根本原因进行相应的治疗。这是回医药学治疗疾病的一个基本原则。

"本"和"标"是一个相对的概念，有多种含义，可以说明病变过程中各种矛盾的主次关系。若从邪正双方来说，正气是本，邪气是标；从病因与症状来说，病因是本，症状是标；从疾病先后来说，旧病、原发病是本，新病、继发病是标。

疾病的发生、发展，大多是通过若干症状而显示出来的。但这些症状只是疾病的现象，还不是疾病的本质。只有充分地搜集、了解疾病的各个方面，包括症状在内的全部情况，在回医学基础理论指导下，进行综合分析，才能透过现象看到本质，找出疾病的根本原因，从而确立恰当的治疗方法。

三、 表根慢急辨后

病有表根慢急，故治疗有先后，故辨识疾病的表根慢急对于临床施治，提高临床疗效，具有十分重要的意义。

表与根，是概括和说明在一定范围内，疾病的相对（力与病）两个方面及其内在联系的概念。从疾病本身而言，病因是根，症状是表。从人体防御能力（力）和病邪双方而言，体液性气质失调是根，非体液性气质失调是表。从疾病发生的先后而言，原发病（旧病）为根，继发病（新病）为表。

一般"根"代表疾病过程中占主导地位和起主要作用的方面，而"表"则是疾病中由"根"相应产生的，或属次要地位的方面。但在某些特殊情况下，表也可以转化为主要方面。

在治疗时应用"表""根"理论，可帮助分析主次，并运用"急则治表""慢则治根"或"表根兼治"的原则来指导临床治疗。

"慢则治根"适用于疾病缓和及某些慢性病。此类疾病以体液性气质失调引起者为多。表证不急，治疗当采用治根的办法，即研究或找出病质、主因、主证进行治疗，除根则表证自愈。或先治其根，后治其表。

"急则治表"，虽然治根，是根本的法则，但在某些情况下，表病甚急，如不先治其表，可影响根病的治疗，甚则危及患者的生命，在这种情况下，就应采取"急则治表"的原则。先治其表，后治根病。除了急则治表，慢则治根外，应充分考虑到急症先治，慢症后治，两者结合起来，才能取得较好的效果。

四、 七因定则

七因定则，即因时、因地、因人及因病种、病级、病期、病危等制定治则。也就是根据季节、地区、体质、年龄、性别及疾病的种类、原因、等级、分期、高峰期等的不同，而制定的治疗方法。因为疾病的发生和发展，是由各方面的内外因素决定的，故治病时应考虑各方面的因素，区别对待，制定适宜的治则，确立相应的治法。这是回医药学在治疗学上的观念之一。

（一）因时定则

是根据不同季节气候的特点，考虑治疗措施和用药原则。回医学认为："四时，即四气轮转流行而成者也。"如"盖气与火之流行，以发越为流行者也。故其为时也，春与夏，亦皆有发越之象；土与水之流行，以收藏为流行者也。故其为时也，秋与冬，亦皆有收藏之义"。故春季流行东方最盛之气为风，温暖融合；夏季流行南方最盛之气为火，炎热；秋季流行西方最盛之气为土，容纳；冬天流行北方最盛之气为水，坚固凝结。春季湿热，不宜过用湿热化的治疗措施和药物；夏季干热，不宜过用干热化治疗措施和药物；秋季干寒，不宜过用寒化的治疗措施和药物；冬季寒湿，不宜过用寒湿化的治疗措施和药物等。

（二）因地定则

根据不同地区地理环境特点，考虑治疗措施和用药原则。由于人们居住地区不同，生活环境、气候变化、生活习惯各不相同，对人的生理功能、病理变化都有影响，临床治疗用药也不相同。如我国西北高原地区，气候寒冷，干旱少雨，风寒、干寒气质失调引起的疾病较多，治宜湿润、湿热，少用干寒之剂；东南地区，滨海傍水，平原沼泽，地势低洼，温热多雨，气候湿热，病多湿热，治宜干凉，少用湿热。还如，山区与平原，城市与农村，人的生活习惯、体质状况、生活条件均不相同，故治疗用药也要适当考虑。"地有高下，气有温凉。高者气寒，下者气热""西北之气，散而寒之；东南之气，收而温之"。这正是地区不同而治疗有差异的原则。

（三）因人定则

根据患者的年龄、性别、生活习惯、体质强弱及精神状态等不同特点，考虑治疗措施和用药原则。在同一季节或同一地区，虽受同样的致病因素，但由于每个人的气质不同，发病情况往往因人而异。如不同的年龄、性别各有不同的气质禀性、病理特点。

小儿气质湿热，三大力未充，支配器官娇嫩，禀性易强易弱，易湿易热，故不宜过用湿热化的治疗措施和药物。

老人气质干寒，三大力衰竭，支配器官功能减退，防御能力弱，禀性衰败，易受病邪，易干易寒，故不宜过用干寒化的治疗措施和药物。

妇女气质也各有不同，再加经、带、胎、产等特点，采用不同的治疗措施和用药，尤须加以考虑。

（四） 因病种定则

根据疾病种类的不同特点，来考虑治疗措施和用药原则。如气质失调性疾病运用调整气质的治疗措施和用药原则；非体液性气质失调疾病采用寒化、湿化、热化、干化等治疗措施和用药原则；体液性气质失调疾病采用熟化致病体液或削除致病体液等治疗措施和用药原则。

（五） 因病级定则

根据疾病发展程度的不同特点，考虑治疗措施和用药原则。所谓病级，就是疾病在体内外各种不良因素影响下，人体全身或某一器官（部位）的功能、形状、结构，由正常状态转为异常状态过程中表现的程度。常将病级分为三级，即变级、损级和丧级。

变级，是全身或某一器官的气质失调程度，故运用调整气质禀性的措施和用药原则予以治疗。

损级，是全身或某一器官的功能损坏程度，故采用纠正损坏的措施和用药原则予以治疗。

丧级，是全身或某一器官的功能丧失程度，故采用恢复丧失功能的措施和用药原则予以治疗。

（六） 因病期定则

根据疾病发展过程的不同病期特点，考虑治疗措施和用药原则。

疾病潜伏期，多采用预防为主的治疗措施和用药原则。

疾病初期，多采用调整气质禀性为主的治疗措施和用药原则。

疾病加重期，多采用祛除病邪为主的治疗措施和用药原则。

疾病高峰期，多采用扶助三大力，增强抗病能力为主的治疗措施和用药原则。

（七）　因病危定则

病危分为良性病危和恶性病危。

良性病危，系指疾病过程中，人体防御能力战胜疾病，将导致疾病因素或异常体液完全消除或排出体外，患者康复或痊愈的病危。它又分为二种：即完全性良性病危和不完全性良性病危。完全性良性病危，系指疾病过程中，虽然人体防御能力战胜了疾病，但导致疾病的物质，不是一次就排出体外，而是缓慢排出体外的病危，通常采用祛病邪为主的治疗措施和用药原则。不完全性良性病危，系指人体防御能力，虽在疾病初起就战胜了病邪，但它不显示自己的威力，而在最终将致病物质一次就排体外，显示自己威力的病危，通常采用扶助三大力和防御能力为主的治疗措施和用药原则。

恶性病危，系指疾病过程中，疾病战胜人体防御能力，使疾病恶化，导致患者死亡的病危，扶助和祛邪法都无济于事。应采用减少病痛，延长生命的安抚法及治疗措施。